Nie wieder Diät

W0235722

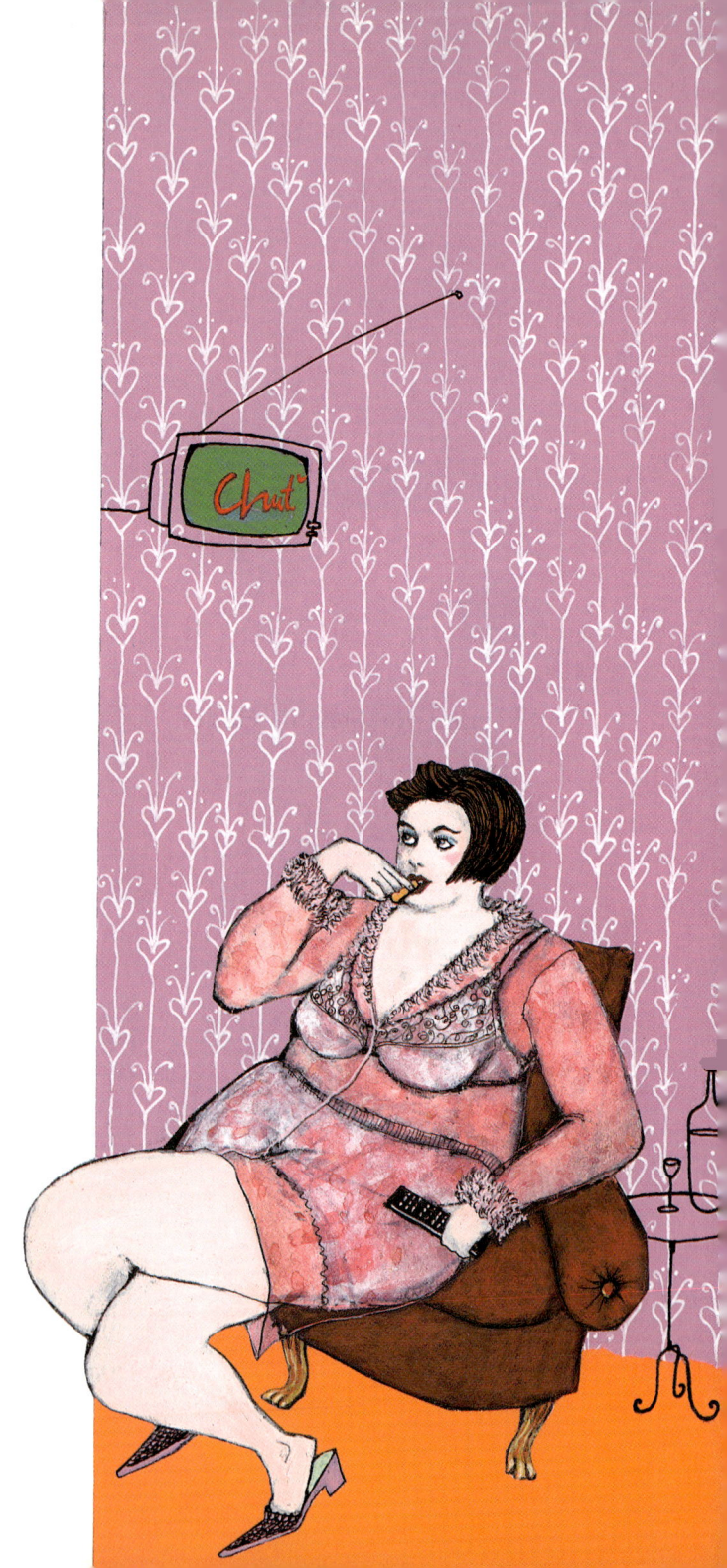

Nicolai Worm

NIE WIEDER DIÄT

Ihr Körper
hat Besseres
verdient

Illustriert von Stefanie Harjes

Hallwag Verlag Bern und Stuttgart

Lektorat: Urs Aregger
Umschlag und Gestaltung: Robert Buchmüller
Satz: Utesch GmbH, Hamburg
Druck und Einband: aprinta GmbH & Co., Druck-KG, Wemding
© 2000 Hallwag AG, Bern

ISBN 3-444-10566-5

Hallwag

INHALT

Vorwort 7

Teil 1   **Diäten funktionieren nicht**
Kapitel 1   Am Anfang winkt Erfolg 10
Kapitel 2   Alle Diäten scheitern 15
Kapitel 3   Die «Fettarm»- und Süßstoff-Flops 23
Kapitel 4   Diäten machen dick 27
Kapitel 5   Einstieg zu Essstörungen 33
Kapitel 6   Lösen Pillen die Probleme? 37

Teil 2   **Die Menschen werden immer dicker**
Kapitel 7   Übergewicht – selbst verschuldet
                    oder angeboren? 42
Kapitel 8   Essen ohne Hunger 52
Kapitel 9   Wer rastet, der rundet 57
Kapitel 10   Die Esssorgen der Dicken 61

Teil 3   **Übergewicht und Gesundheit**
Kapitel 11   Zu dick per Definition 66
Kapitel 12   Wie rund ist ungesund? 70
Kapitel 13   Dick, aber fit und gesund 77
Kapitel 14   Abnehmen – und schneller sterben? 81

Teil 4   **Mit Genuss schlank bleiben**
Kapitel 15   Ohne Bewegung läuft nichts 88
Kapitel 16   Essen wie die Schlanken 92
Kapitel 17   Das Beste genießen
                    und schlank bleiben 95

Tabelle für den
Body Mass Index (BMI) 104

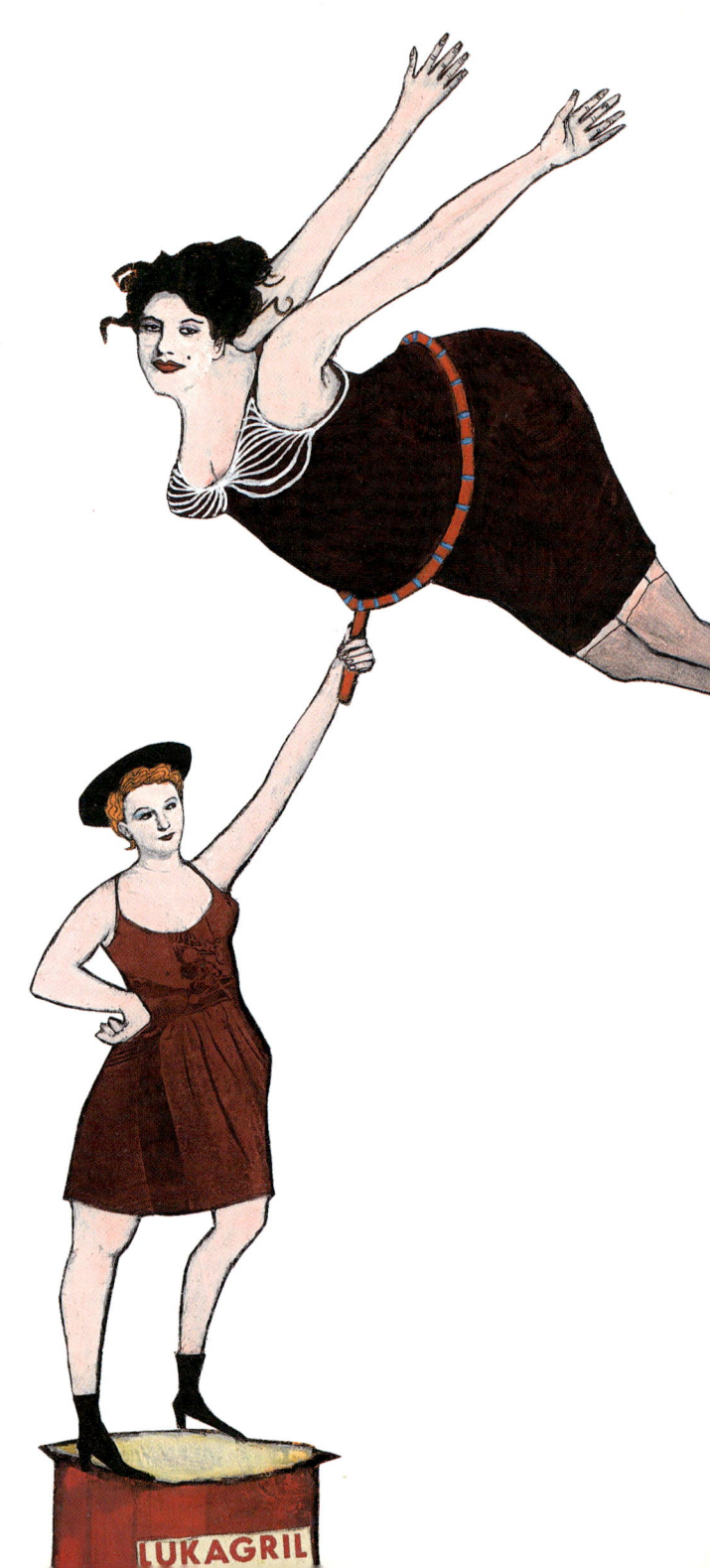

VORWORT

Alles redet vom Abnehmen, und doch werden die Menschen dicker und immer dicker. Schlanke sind heutzutage schon seltene Exemplare, Mollige die Regel und richtig Dicke ganz alltägliche Erscheinungen. Und das in einer Zeit, da die ganze industrialisierte Welt vom Schlankheits- und Fitnesswahn besessen scheint. Was ist geschehen, was läuft schief?

Wenn man der Ernährungslehre glauben darf, ist die «falsche Ernährung» daran schuld. Zu viel, zu fett, zu süß! Als Lösung wird vorgeschlagen, die Menschen noch mehr und noch intensiver aufzuklären. Auf jedes Nahrungsmittel, auf jedes Getränk und auf jede Speisenkarte gehörten nach ihrer Vorstellung die genauen Nährwertangaben. In der Schule müsse die Ernährungslehre noch früher und noch detaillierter an die Kleinen vermittelt werden, damit sie fürs Leben lernten, was dick mache und was dünn!

Wie war das noch vor 40 oder 50 Jahren? Wie viele Menschen wussten damals, was eine Kalorie ist? Wie viele Kinder wurden damals über Ernährung aufgeklärt und wie viele Erwachsene hatten eine Nährwerttabelle zur Hand? Bei welcher Krankenkasse boten Ernährungsberaterinnen ihren Dienst an? Und wie viele Ernährungsratgeber füllten damals die Regale der Buchhandlungen?

Seltsamerweise waren die Menschen damals ohne diese wichtigen Helfer überaus schlank. Nach Molligen oder gar Dicken hielt man meist vergebens Ausschau. Wer also begreifen will, was an der dramatischen Zunahme von Übergewicht in der Industriegesellschaft schuld ist, sollte sich einmal fragen: Was hat sich inzwischen so grundlegend geändert? Unsere Fett- und Kalorienzufuhr ist jedenfalls in den letzten Jahrzehnten nicht angestiegen, wie mancher vielleicht annehmen möchte: Sie ist sogar nachweislich zurückgegangen. Es muss also nach anderen Gründen gesucht werden.

Die Hintergründe für das Dicksein und die schiere Unmöglichkeit, dauerhaft abzunehmen, die damit verbundenen Gesundheitsrisiken und die Geschäftemacherei mit den «Dicken» und den «Angedickten» habe ich in meinem Buch *Diätlos glücklich* (Hallwag, 1998) ausführlich und für einige in der Branche Tätige reichlich «ketzerisch» beschrieben. Von der positiven Resonanz des Publikums war ich überwältigt. Viele Betroffene, die aus der x-ten Diät dicker denn je hervorgegangen sind, schrieben mir dankend, da sie nun ihr immerwährendes Scheitern verstünden. Aber auch viele schlanke Angehörige meldeten sich: Sie konnten nun endlich akzeptieren, dass ihre geschätzten Lebenspartner es nicht schafften, länger als ein paar Monate abzunehmen.

Und viele, viele Leser äußerten den Wunsch, das in *Diätlos glücklich* breit dargestellte und wissenschaftlich umfassend Belegte in griffiger Form und auf den Punkt gebracht lesen beziehungsweise weitergeben zu können. Darum lege ich *Nie wieder Diät* vor. Es fasst die wichtigsten Fakten, Thesen und Tipps von *Diätlos glücklich* kurz zusammen, insbesondere den Aspekt der körperlichen Aktivität. Darüber hinaus habe ich natürlich die wichtigen neuen Forschungserkenntnisse der letzten zwei Jahre mit berücksichtigt und verarbeitet. Und in der Wissenschaft wurden inzwischen noch stärkere Belege für die Thesen gefunden: Je mehr Diäten jemand hinter sich hat, desto schneller nimmt sie oder er wieder zu. Und: Diäten machen tatsächlich noch dicker!

Wie sagt der Volksmund doch so schön: «Fehler darf man machen – aber nicht mehrmals den gleichen!» In diesem Sinn viel Vernügen und ein diätfreies Leben.

Nicolai Worm, Berg, im Herbst 1999

Teil 1
Diäten funktionieren nicht

KAPITEL 1

AM ANFANG WINKT ERFOLG

Jeder kann abnehmen – ganz unbestreitbar gelingt dies mit jeder Erbanlage und mit jeder Diät. Es stellt sich nur die Frage, wie viele Kalorien man mit welcher Methode in welcher Zeit einsparen kann, und vor allem, wie lange man die damit verbundenen Qualen durchhält. Gibt man dem Hungergefühl erst einmal nach, ist es vorbei mit dem Abnehmen! Die sicherste Methode bestünde deshalb darin, sich einsperren zu lassen, ohne jede Chance, an etwas Essbares zu kommen. Das wäre zwar nicht sehr «gesund», aber die Gewichtsabnahme wäre garantiert.

Leben auf Reserve

Sobald der Körper keine Nahrung mehr bekommt, beginnt er von seinen Reserven zu zehren. Das betrifft als Erstes die Energiespeicher – Körperfett, Zucker in Leber und Muskel und auch das Muskeleiweiß.

Zunächst werden die Zuckerreserven in Muskeln und Leber «angezapft». Rund 100 g Zucker benötigt der Organismus jeden Tag zur Versorgung von Hirn, Nervenzellen und roten Blutkörperchen. Wenn die Kohlenhydratversorgung über die Nahrung ausbleibt, muss der ganze Bedarf aus den Reserven abgedeckt werden. Mit jedem Gramm Reservezucker (Glykogen), das mobilisiert, in den Stoffwechsel geschickt und verbrannt wird, verliert der Körper auch eine bestimmte Menge dort gebundenen Wassers.

Gleichzeitig muss der Körper seinen restlichen Bedarf an Energie, die für die Wärmeerzeugung und als Treibstoff der verbliebenen Muskeln und Organe benötigt wird, aus seinen Fettdepots bestreiten.

Mit jedem Tag «Abnehmen» verliert man Körpersubstanz, einerseits solche, die man keinesfalls verlieren soll, den Reservezucker und das Muskeleiweiß, anderseits auch das ungeliebte Fett. Ist die Zuckerreserve verbraucht, wird die Muskulatur abgebaut. Je weniger Eiweiß mit der Nahrung zugeführt wird, desto mehr Muskeln gehen verloren. Um möglichst wenig von seiner lebenswichtigen Körpersubstanz zu verlieren, sollte man sich wenigstens Mindestmengen an Eiweiß, Zucker und Fett zuführen. Empfehlenswert für eine solche «Minimaldiät» wären pro Tag etwa 100 g Kohlenhydrate, rund 55 g Eiweiß und 10 bis 15 g essenzielle Fettsäuren. Das ergibt eine Reduktionskost, mit der man praktisch genauso viel Fett verliert wie mit «Nulldiät», ohne allerdings deren gesundheitsbedenkliche Folgen auf sich nehmen zu müssen. Viele kommerziell erhältliche Formula-Diätprodukte entsprechen diesem Diätregime und wären deshalb sinnvoller als reines Fasten.

Wie viel ist realistisch?

Ein Beispiel: Ein erwachsener Mann mit einem Tagesbedarf von 2300 bis 2500 kcal wird eine Woche lang auf eine solche «ideale» Reduktionsdiät mit rund 840 kcal gesetzt: Die Formula-Diät enthält 30 % Eiweiß, 45 % Kohlenhydrate und 25 % Fett. Der Körper des Mannes benötigt in dieser Zeit täglich rund 180 g Fett zur Energiebereitstellung. Da er aber nur mit 20 g Fett zugeführt bekommt, müssen rund 160 g am Tag aus den Fettreserven hinzugesteuert werden. Sieben Tage mal 160 g ergeben rund 1,1 kg Fettverlust für eine Woche. Dazu kommen noch etwa 600 g Zucker-, Wasser- und Eiweißverluste, sodass nach einer Woche etwa 1,7 kg weniger auf der Waage sind.

Mehr ist nicht realistisch. Menschen mit weniger Körpermasse nehmen etwas weniger, solche mit höherer Körpermasse etwas mehr ab. Versprechungen von der Art «7 kg minus pro Woche» sind also reines Wunschdenken beziehungsweise glatte Lüge.

Der Gewichtsverlust stagniert

Setzt man die oben beschriebene Reduktionsdiät fort, nimmt der Körper auch weiterhin ab. Allerdings wird der Gewichtsverlust im Laufe der Wochen immer geringer ausfallen. Das liegt keinesfalls an der Diät, sondern daran, dass der Körper sich gegen das «Abspecken» vehement wehrt und mit all seinen vielfältigen Möglichkeiten dagegen ankämpft (siehe Kapitel 2). Bei einem strengen Diätprogramm von 12 bis 16 Wochen Dauer sind im Schnitt Gewichtsabnahmen von 5 bis 11 kg realisierbar. Wenn zusätzlich ein Bewegungsprogramm durchgeführt wird, wird die Waage noch einige 100 g weniger anzeigen.

Der Gewichtsverlust, den man mit strenger Reduktionsdiät nach 3 bis 4 Monaten erreicht hat, entspricht in der Regel auch dem maximal erreichbaren. Von diesem Zeitpunkt an gewinnen die verschiedenen «Körpermechanismen zur Abnahmeverhinderung» die Oberhand (siehe Kapitel 2). Noch mehr abzunehmen ist dann nur bei drastischem, das heißt normalerweise bei erzwungenem Nahrungsentzug möglich, etwa in Gefangenschaft.

Alle Diäten wirken gleich

Es gibt kaum Unterschiede im Abnahmeeffekt zwischen den unterschiedlichen Diäten, gleichgültig wie sie heißen und wie ausgetüftelt sie erscheinen mögen. Entscheidend ist das Ausmaß der Kalorieneinsparung:

Mit 800 kcal sind Erfolgserlebnisse schneller erreichbar als mit 1500 kcal am Tag. Eine fettreiche Reduktionsdiät – etwa mit 40 bis 50 % Fett – ermöglicht die gleiche Gewichtsabnahme wie eine fettarme Diät mit entsprechendem Kaloriengehalt. Die fettreiche Variante bietet jedoch den Vorteil, dass sich die Blutwerte des Cholesterin- und Zuckerstoffwechsels dabei besonders vorteilhaft entwickeln! Lesen Sie dazu auch Kapitel 14.

Was daraus folgt

- Eine Gewichtsreduktion erfolgt im besten Fall nur zu zwei Dritteln aus «Fettschmelze» und zu einem Drittel aus wertvoller fettfreier Körpersubstanz.

- Fasten und Nulldiät führen zu den höchsten Verlusten an Körpersubstanz.

- Während einer fortdauernden Diät ist eine mittlere Gewichtsreduktion von 700 bis 800 g pro Woche erreichbar. Nach 4 Monaten ergibt dies 10 bis 11 kg.

- Mit allen herkömmlichen Reduktionsdiäten beschränkt sich der effektive Gewichtsverlust auf die ersten 3 bis 4 Monate. Danach ist meist kein weiterer Gewichtsverlust mehr zu beobachten.

- Eine Mindestmenge an Fett, Eiweiß und Zucker, neben Vitaminen und Mineralien, sollte unbedingt zugeführt werden, um die wichtigsten Körperfunktionen nicht zu gefährden.

- Rigoroses Abnehmen ist nicht ungefährlich und sollte deshalb am besten in einer Spezialklinik durchgeführt werden, wo eine gesundheitliche Überwachung sichergestellt ist.

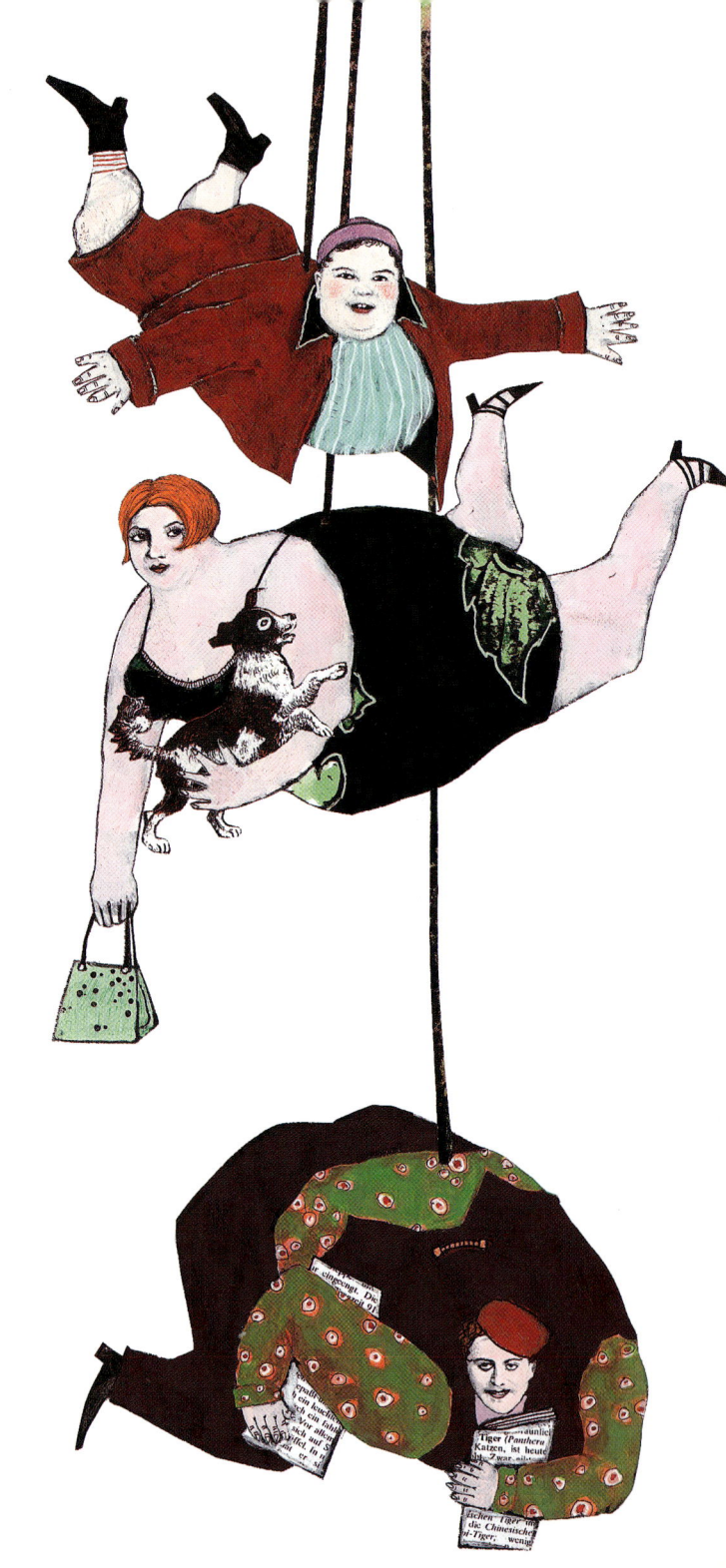

KAPITEL 2

ALLE DIÄTEN SCHEITERN

Wer über die Jahre durch zu viel Essen und zu wenig Bewegung überschüssige Pfunde angesetzt hat, der soll doch umgekehrt über einige Jahre hinweg täglich einige Kalorien einsparen und sich etwas mehr bewegen, um ganz von alleine wieder schlank zu werden; und wem dies nicht gelingt, ist wohl «unmotiviert» oder «willensschwach»; vielleicht hat er seine ungesunden Ernährungsgewohnheiten auch nicht wirklich umgestellt – so lauten herkömmliche Meinungen, die selbst in «Expertenkreisen» weit verbreitet sind. In der Tat lassen sich mit jeder Diät einige Kilos abspecken – doch geht dann der Kampf erst richtig los! Wie viel Gewicht man zunächst verliert, ist eigentlich völlig uninteressant. Entscheidend ist, wie lange man das niedrigere Gewicht halten kann. Hier liegt das eigentliche Dilemma: 10 kg mühsamst vom Leib zu entfernen, worauf sich mindestens 10 kg in kürzester Zeit wieder einfinden. Haben Sie den berühmten Jojo-Effekt auch schon persönlich erlebt?

Wenn von 100 Diäthaltenden möglicherweise fünf tatsächlich ihr reduziertes Gewicht halten können, während die übrigen 95 ihre verlorenen Pfunde trotz höchster Motivation, rigoroser Ernährungsumstellung und versuchter Verhaltensänderung langsam, aber sicher wieder ansetzen, stellt sich die Frage: Welches ist denn eigentlich die «normale» Reaktion und welches die «abnorme». Tatsächlich ist das «Schaukelgewicht» die Norm, ganz unabhängig davon, mit welcher Methode das «gewichtige» Problem angegangen wird.

Unbeeindruckt davon versuchen viel zu viele Mediziner und Ernährungsberater den Dicken immer noch einzureden, man könne Übergewicht «therapieren», spiegeln also vor, man könne mit geeigneten Ernährungs- und Verhaltensänderungen auf Dauer abnehmen. Dieses Verschließen der Augen seitens der «Therapeuten» mag viele Gründe haben, über die ich mir in meinem letzten Buch *Diätlos glücklich* (Hallwag, 1998) so meine Gedanken gemacht und zu Papier gebracht habe. Darüber nachzudenken wird aber mit Sicherheit den Betroffenen herzlich wenig helfen.

Die Gründe für das Scheitern aller Versuche zur Gewichtsabnahme sind inzwischen hinreichend untersucht. Lassen Sie sich also in Zukunft nicht mehr durch immer wiederkehrende «Erfolgsmeldungen» verunsichern. Ihr Körper reagiert völlig «normal» und «gesund», wenn er danach trachtet, all den verlorenen Speck wieder zurück zu gewinnen. «Abnorm» ist eigentlich die gegenteilige Tendenz, nämlich dauerhaft abnehmen zu können, erklärbar nur durch die biologische Variationsmöglichkeit, die den menschlichen Genen eigen ist.

Autonome Regulierung

Der Körper kann sich bestens auf schwierigste Situationen und widrige Umweltbedingungen einstellen. Seine lebenswichtigen Systeme, etwa die Regulierung der Körpertemperatur oder des Flüssigkeitshaushalts, sind stark vernetzten Mechanismen unterworfen, die vom zentralen Nervensystem (ZNS) aus gesteuert sind. Der Körper kann mit ihrer Hilfe akut eintretende Gleichgewichtsstörungen (Disbalancen) ausgleichen und den von ihm angestrebten Zustand des inneren Gleichgewichts wieder erreichen. Diese Regelstellung verläuft autonom, das heißt, sie wird nicht vom Bewusstsein kontrolliert und ist somit auch nicht steuerbar – so wenig wie man erhöhte Körpertemperatur bzw. Fieber durch Verhaltensänderungen, Diät oder fromme Wünsche senken kann.

Das Körpergewicht des Menschen wird ebenfalls autonom geregelt. Dafür besitzen wir ein hochkompliziertes Rückkoppelungssystem. Seine zentrale Steuerungsstelle ist im *Hypothalamus* angesiedelt, einer Region im Kleinhirn. Wir werden täglich durch Empfindungen wie «Appetit» und «Hunger» oder nachfolgende «Sättigung» und «Sattheit» daran erinnert. Unser Hunger- und Sättigungszentrum wird ständig über Signale aus den Nervenbahnen wie auch über Hormone aus der Blutbahn mit Informationen versorgt. Nach ihrer Verarbeitung werden von dort aus wiederum über Nervenleitungen und Hormone entsprechende Verhaltensanweisungen an die verschiedenen Körperregionen entsandt. Dass wir diesen Befehlen tatsächlich auch unbewusst gehorchen, merken wir etwa dann, wenn wir so lange rastlos, wie «fremdgesteuert» durch die Wohnung «tigern», bis wir etwas Essbares gefunden haben.

Das Gewicht wird verteidigt

Niemand schafft es, jeden Tag exakt so viele Kalorien zu konsumieren, wie der Körper jeweils benötigt. Manchmal essen wir mehr, manchmal weniger. Die Ausschläge nach oben oder unten können erheblich sein. Trotzdem hält der Körper überraschend lange «sein» Gewicht konstant. Abweichungen vom Energiegleichgewicht werden über einen gewissen Zeitraum hinweg problemlos ausgeglichen. Einen Kalorienüberschuss kompensiert unser Organismus mittelfristig ebenso wie unzureichende Zufuhr.

Dieses autonom geregelte Gewichtsniveau heißt *Set point* – ein wahrer «Point of no return», denn bei einem chronischen Kalorienüberschuss, der nicht mehr kompensiert werden kann, regelt er sich auf einem höheren

Gewichtsniveau ein. Aber umgekehrt lässt sich der *Set point* bei chronischer Unterernährung bedauerlicherweise nicht wieder nach unten verstellen.

Um sein Gewicht zu verteidigen, wendet der Körper immer eine Doppelstrategie an: Auf einen Kalorienüberschuss reagiert der Körper einerseits mit gemindertem Appetit bzw. Ausbleiben des Hungers; anderseits erhöht er den Grundumsatz und damit auch seinen Energieverbrauch. Daher haben dünne Menschen so große Mühe, an Gewicht zuzulegen. Die Bedauernswerten essen in einem fort, ohne dass ihnen etwas auf die Rippen kommt.

Umgekehrt reagiert der Körper auf eine kalorische Unterversorgung mit entsprechendem Heißhunger. Dieser ist vom Schöpfer eigens zu dem Zweck erfunden worden, den Menschen zum Essen zu verführen. Gleichzeitig drosselt der Körper seinen Grundumsatz, also seinen Kalorienverbrauch.

Wer dem Hunger widersteht und tatsächlich weniger isst, als sein Körper verlangt, der nimmt erfolgreich ab. Dadurch wird aber – wie gesagt – der ganze Betrieb auf «Ökoprogramm» umgestellt. Und gleichzeitig müssen mit jedem Kilo geringerer Körpermasse auch immer weniger Kalorien zum Erhalt der Körperfunktionen aufgewendet werden. Die Schlussfolgerung daraus: Mit jedem abgespeckten Kilo gestaltet sich weiteres Abnehmen von Tag zu Tag schwieriger. Dieser als «thermischer Effekt» bezeichnete Mechanismus ist Teil des Schöpfungsplanes, damit wir möglichst wenig abnehmen können und möglichst wenig lebenswichtige Reserven verlieren.

Chemisches Verteidigungsarsenal

Je länger eine negative Energiebilanz vorherrscht und je mehr man abnimmt, desto deutlicher machen sich die

Hungersignale bemerkbar. Spezielle Hormone, darunter das berühmte *Insulin* und das kürzlich entdeckte *Leptin,* wirken an den Schaltstellen im zentralen Nervensystem immer aggressiver und erzeugen mittels chemischer Reaktionen eine wachsende Nahrungsgier. Gegen diese zentral gesteuerten Mechanismen ist bis heute noch «kein Kraut gewachsen». Wir sind ihnen hilflos ausgeliefert – da helfen auch die besten Vorsätze und die sinnvollste Ernährungsumstellung nichts. Sofern Essen verfügbar ist, essen wir weiter.

Diese genetisch verankerten Verteidigungsstrategien des Körpers sind in Millionen von Jahren erprobt und gestählt, wenn auch heute – in Zeiten des Nahrungsüberschusses in den Industrieländern – natürlich völlig überflüssig. Sie setzen sich aber siegreich durch: Man nimmt wieder zu. Die vereinten Kräfte von Eitelkeit, sozialen Normen, Diätversuchen, Bewegungsprogrammen, Ernährungsberatern, Verhaltenstherapeuten und anderen hilflosen Helfern haben im Normalfall und auf Dauer keine Erfolgschance.

Wenn es jemandem wirklich relativ problemlos gelingt, dauerhaft abzunehmen, so ist seine Genetik wahrscheinlich «abnorm» programmiert, sind seine Abwehrwaffen gegen das Abnehmen entsprechend träge und stumpf. Manche Menschen können vielleicht auch dank außergewöhnlicher Bewusstseinsanstrengung und Selbstdisziplinierung die Appetit- und Hungersignale so weit unterdrücken, dass ihnen eine dauerhafte Minimalverpflegung erträglich wird. Schließlich unterstützt hochintensive Körperaktivität das Erzielen einer negativen Energiebilanz.

Doch wie gesagt, Menschen, die tatsächlich über einen langen Zeitraum hinweg ein reduziertes Körpergewicht halten können, sind die absolute Ausnahme.

Dicke Beispiele

Ein 100 kg schwerer Mann hält drei Wochen lang eine kalorienarme Diät. Dabei wird er etwa 3 % seines Gewichtes, das heißt rund 3 kg, verlieren. Derart abgespeckt wird sein Körper bereits rund 20 % weniger Kalorien benötigen als vor der Diät! Um das neue Gewicht zu halten, muss er von nun an täglich 20 % weniger essen oder aber sich um diese 20 Kalorienprozent mehr bewegen – und dies alles wegen 3 kg!

Eine berufstätige Frau, deren Normalgewicht bei etwa 65 kg liegt, verbraucht täglich etwa 2300 kcal. Ihre stark übergewichtige Kollegin mit über 100 kg hat sich soeben mit einer Diät auf 96 kg herunter gehungert. Damit ist sie immer noch sichtlich übergewichtig und längst noch nicht zufrieden. Ihr Körper benötigt jetzt zum Erhalt des neuen Gewichts etwa 2200 kcal pro Tag, also bereits deutlich weniger als ihre schlanke Kollegin, obwohl sie immer noch 60 % mehr wiegt! Wenn sie jemals das Normalgewicht der Kollegin erreichen und halten will, muss sie konsequent weiterhungern und sich dann mit einer drastisch reduzierten Kalorienmenge begnügen, schätzungsweise zwischen 1500 und 1700 kcal pro Tag – und das lebenslänglich. Da der *Set point* nicht nach unten verschoben wird, bedeutet dies, sich für den Rest des Lebens mit Miniportionen und täglichen Hungerqualen abzufinden. Isst sie nur ein wenig mehr, sagen wir 1800 kcal am Tag, wird sie damit langsam wieder zunehmen, bis sie ihr Ausgangsgewicht wieder erreicht hat! Dann erst könnte sie wieder «normal» essen, ohne zuzunehmen. Die schlanke Kollegin hingegen kann sich genüsslich jeden Tag ihre 2200 kcal einverleiben, ohne 1 g zuzunehmen.

Was ist das für ein Leben, wenn abnehmen bedeutet, bis zu seinem Lebensende täglich zu hungern. Und wer schafft das? Aus Dutzenden von internationalen Studien geht die Antwort eindeutig hervor: etwa zwischen

5 und 10 von 100 Personen. Der Jojo-Effekt tritt also praktisch immer und bei fast allen ein. Es ist Teil der Überlebensstrategie unseres Körpers, dass grundsätzlich alle Diäten und Abspeckprogramme scheitern – gleichgültig, wie sie heißen und wie sie aufgebaut sind. Werbebotschaften, wonach es Diäten gibt, die den Jojo-Effekt nicht nach sich ziehen, sind reine Propaganda, skrupellose Behauptungen, mit denen man ganz bewusst nichts ahnenden Verbrauchern das Geld aus der Tasche ziehen will.

Auch Sport versagt beim Abnehmen

So wichtig Bewegung auch ist, man kann auch mit sportlicher Betätigung auf die Dauer *nicht* abnehmen! Das ist das eindeutige Ergebnis Dutzender wissenschaftlicher Untersuchungen der letzten Jahrzehnte. Selbst mit einem überwachten Sportprogramm stagniert der Abnahmeerfolg nach etwa 12 bis 16 Wochen. Im Schnitt wird in dieser Zeit eine Gewichtsabnahme von etwa 3 kg erreicht. Danach steigt das Gewicht wieder an. Allerdings erklärt sich ein kleiner Teil des zusätzlichen Gewichtes wohl durch entsprechend mehr Muskelmasse. Die Erklärung für das Versagen des angeblichen Schlankmachers «Sport» ist recht einfach: Erstens benötigt der Körper mit jedem Gramm Gewichtsverlust ein paar Kalorien weniger für seinen Erhalt: Der sogenannte Grund- bzw. Ruheumsatz geht bekanntlich zurück. Man müsste also theoretisch mit jedem Gramm Gewichtsabnahme seine sportliche Leistung steigern. Zweitens führt ein regelmäßiges, anstrengendes Sportprogramm dazu, dass man sich häufigere und längere Ruhe- und Erholungsphasen gönnt. Wer aber sitzt oder liegt, verbraucht wiederum weniger Kalorien, und das gleicht den durch Sport erhöhten Energieverbrauch wieder aus. Und schließlich wird das

Hungersignal umso eindringlicher, je mehr man schon abgenommen hat. Regelmäßig trainierende Menschen essen auch mehr, und es lässt sich beobachten, dass sie vor allem instinktiv mehr Fett zu sich nehmen, um ihr Energiedefizit auszugleichen. Selbst eine konsequente Kombination von *Diät und Sport* erweist sich im Hinblick auf das maximal mögliche Abnehmen nur als unbedeutend erfolgreicher, verglichen mit ausschließlicher Diät.

Was daraus folgt

- Ein Umdenken der Experten bezüglich der «Therapie» von Übergewicht ist unerlässlich.

- Unsere Gene haben Regulationsmechanismen einprogrammiert, die den Körper auf einem bestimmten Gewichtsniveau halten. Dieser *Set point* wird mit autonom gesteuerten Mechanismen, das heißt ohne Einfluss des Bewusstseins, verteidigt.

- Nach dem Abnehmen von Körperfett werden die Funktionen und Instinkte des Körpers so eingestellt, dass möglichst effektiv und schnell die ursprüngliche Körpermasse wieder erreicht wird.

- Auch Sport kann gegen die Strategie der Gewichtsverteidigung nicht viel ausrichten.

- Das Wieder-Zunehmen nach einer zunächst erfolgreichen Gewichtsabnahme ist physiologisch gesehen die Norm und nicht die Folge eines Fehlverhaltens.

- Menschen, die auf Dauer ein willentlich reduziertes Gewicht halten können, sind die seltenen Ausnahmen, ja als biologisch «anormale» Variation einzustufen.

KAPITEL 3

DIE «FETTARM»- UND SÜSSSTOFF-FLOPS

In jüngerer Zeit wird die These verbreitet, dass es nur eine Möglichkeit zum erfolgreichen Abnehmen gäbe – die streng fettreduzierte Kost. Unter dem Schlagwort «Abnehmen ohne Diät» wird behauptet, es genüge, wenn man den Fettkonsum auf 60 g am Tag einschränke. Dann könne man sich mit allem anderen, das heißt überwiegend mit Kohlenhydraten und etwas Eiweiß, satt essen und würde dennoch abnehmen. Durch das größere Volumen und Gewicht dieser kohlenhydratbetonten Kost würde man eher satt werden und sich damit «automatisch» mit einer reduzierten Kalorienmenge begnügen, so wird behauptet. Wer diese einzige Regel beachtet, würde wie von alleine wieder schlank – ohne Diät, ohne Kalorienzählen, ohne Hungern und ohne Einbuße an Lebensfreude. Ganz konkret wird versprochen, dass sich unter normalen Bedingungen bei einem Austausch der gewohnten fettreichen durch eher fettarme oder fettreduzierte Lebensmittel eine Gewichtsabnahme von rund 1 kg im Monat erzielen ließe.

Dieses Konzept wird von verschiedenen Ernährungsexperten als «großer Erfolg» gefeiert und mit kommerziellem Schwung und mit der Unterstützung von Medien und Krankenkassen in großem Stil unter die Bevölkerung gebracht. Dabei sind manche so genannte Experten nicht von Skrupeln geplagt, solch physiologischen Schwachsinn wie: «Die Kalorien aus Gummibären machen eben nicht dick!» zu äußern.

«Fettarm» wirkt nur kurzfristig

Verschiedene klinisch kontrollierte Studien belegen, dass man mit der «fettarmen Kost ohne Kalorienbeschränkung» eine Zeit lang zunächst etwas abnimmt. Aber nach einigen Monaten stagniert das Gewicht, worauf man dann leicht, aber kontinuierlich wieder zunimmt. Nach zwei Jahren sind Abnahmeeffekte zwischen 1 und 2 kg im Vergleich zur normalen, fettreichen Kost beobachtet worden. Da bisher nur Studien mit Laufzeiten zwischen 18 und 24 Monaten veröffentlicht worden sind, kann man einen längerfristigen Erfolg von «fettarm» nicht beurteilen.

Aber man muss grundsätzlich davon ausgehen, dass langfristig ein Scheitern vorprogrammiert ist. Die Erfahrung bestätigt dies. Den Fettzellen dürfte es nämlich relativ gleichgültig sein, mit welchen Methoden ein Energiedefizit im Körper erreicht wurde. Wenn Fettzellen erst einmal ein Stück weit entleert sind, fangen die Hungersignale an, unser zentrales Nervensystem zu betören ...

«Fettarm» bremst nur das Zunehmen

Nach einer radikalen Gewichtsabnahme (etwa durch eine Formula-Diät) kann mit Hilfe einer fettarmen Kost der Aufschwung des «Jojos» abgebremst werden. Im Vergleich zu einer streng kalorienreduzierten Kost nimmt man auf Grund der besseren Sättigungseffekte der fettarmen Kost weniger schnell zu. Dennoch ist auch damit der kontinuierliche Aufwärtstrend nicht aufzuhalten. Der einzige «Vorteil» von fettarmer Kost besteht somit darin, dass man seine vielleicht neu angeschafften Kleider etwas länger tragen kann, weil man sein ursprüngliches Gewicht erst etwas später wieder erreicht.

Light-Produkte wirken nicht

Weil die fettarme Kost mit herkömmlichen Nahrungsmitteln nicht einfach einzuhalten ist, hat die Diätindustrie spezielle Nahrungsmittel geschaffen. Sie gleichen traditionellen Lebensmitteln annähernd in Aussehen und Geschmack, doch ist ihr Fettanteil erheblich reduziert. Diese Light-Produkte» darf man – so wird suggeriert – in jeder Menge essen, ohne dick zu werden. Die Werbebotschaft lautet: «Iss mich, und du wirst schlank». Das kann auch leicht interpretiert werden als: «Iss mehr von mir, und du wirst noch schlanker». Aber auch diese Produkte helfen nur kurzfristig, die Kalorienzufuhr ohne größere Entbehrungen zu drosseln. Langfristig bringen sie keinen Abnahmeeffekt.

«Fettarm» als Gesundheitsrisiko

Die «fettarme Kost» ist, entgegen der weit verbreiteten Meinung, aus ernährungswissenschaftlicher Sicht nicht unbedingt besonders «gesund». Es sind sogar einige unerwünschte Nebenwirkungen der fettarmen Ernährung bekannt: Sie fördert bei übergewichtigen Menschen mit überwiegend sitzender Beschäftigung Störungen des Zucker- und Insulinstoffwechsels. Außerdem bewirkt sie einen Anstieg der Blutfette (Triglyceride) und gleichzeitig eine Senkung des «guten» HDL-Cholesterins. Weiter gefährdet diese Ernährungsform die optimale Versorgung mit Vitamin E und anderen fettlöslichen Vitaminen. Es steht sogar zu befürchten, dass die fettarme Kost das Risiko für Herz- und Hirninfarkt bei Übergewichtigen und somit bei einem Großteil unserer Bevölkerung erhöht.

Süßstoff ist ebenso nutzlos

Die Werbung behauptet, dass Süßstoffe auf die Dauer helfen, Übergewicht zu vermeiden bzw. abzubauen. Doch die meisten wissenschaftlichen Experimente fanden bei Verwendung von Süßstoff keinen Unterschied in Bezug auf Appetit, Hunger und Energiezufuhr im Vergleich zu herkömmlich mit Zucker gesüßten Nahrungsmitteln.

Auch bei Untersuchungen an großen «freilebenden» Bevölkerungsgruppen fand man keinen «Süßstoffeffekt». Demnach wird mit Süßstoffen kein Zucker eingespart. Aus den bisher vorliegenden Studien ergibt sich, dass mit Süßstoff versehene Lebensmittel *nicht anstelle* von zuckersüßen, sondern *zusätzlich* zu ihnen verzehrt werden. Somit hat die Verwendung von Süßstoffen bei den meisten Menschen weder einen relevanten Einfluss auf die Zucker-, Nährstoff- und Energiezufuhr noch auf das Körpergewicht.

Was daraus folgt

- Eine fettarme, kohlenhydratreiche Kost bewirkt kurzfristig eine tiefere Energieaufnahme.

- Abnehmen mit fettarmer Kost löst mittel- und langfristig die bekannten autonom gesteuerten Regulationsprozesse aus und führt entsprechend auf Dauer zum Scheitern.

- Fetteinschränkung hat nicht zwangsläufig eine Gewichtsreduktion zur Folge.

- Spezielle Light-Produkte bewirken keine dauerhafte Gewichtsabnahme.

- Nach einer Gewichtsreduktion verhilft fettarme Kost zu langsamerem Zunehmen.

KAPITEL 4
DIÄTEN MACHEN DICK

Viele «Diätopfer» haben am eigenen Leibe erfahren, dass sie nach einer Diät nicht nur in Windeseile all ihre Pfunde wieder auf den Rippen vorgefunden haben, sondern im Endeffekt sogar noch etwas mehr wogen als vor der Diät. Wie konnte das nur passieren? Als Außenstehender wie als Betroffener ist man leicht dazu geneigt, dies unheilvoller Disziplinlosigkeit, Unbeherrschheit und Fresssucht zuzuschreiben. Oder lag es vielleicht an der falschen Diät? Viele unternehmen dann einen erneuten Versuch – und später noch einen und noch einen ... Auf diese Weise hat sich so manche und so mancher mit konsequenten Diäten auf ansehnliche Speckpolster «hinaufgehungert».

Kennen Sie auch solche unentwegte Diätfreaks? Oder sind Sie gar selbst ein Kandidat? Es gibt wohl kein anderes menschliches Vorhaben, das jedes Mal zum völligen Misserfolg gerät und dennoch täglich von Millionen mit immer neuer Begeisterung angegangen wird.

Risikofaktor fürs Zunehmen

Langzeit-Beobachtungsstudien und Therapieuntersuchungen haben in den letzten Jahren aufdecken können, dass Diät bzw. Abnahmeversuche als Risikofaktor für eine Gewichtszunahme einzustufen sind. Je häufiger ein Mensch eine Reduktionsdiät hält, desto schneller und effektiver kann der Körper seine verlorenen Reserven wieder auffüllen. Zunehmen nach einer Diät ist also nichts Außerordentliches, sondern relativ häufig zu

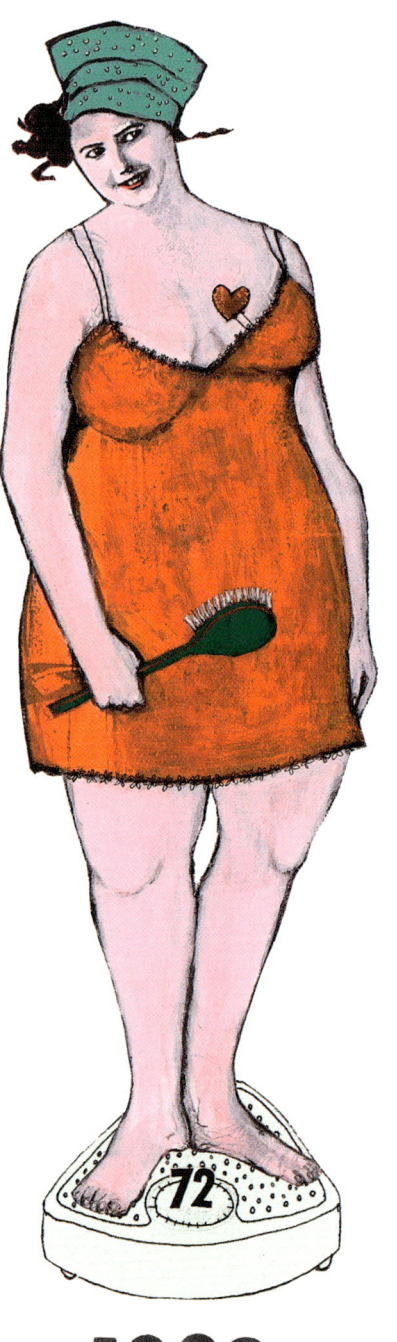

1992

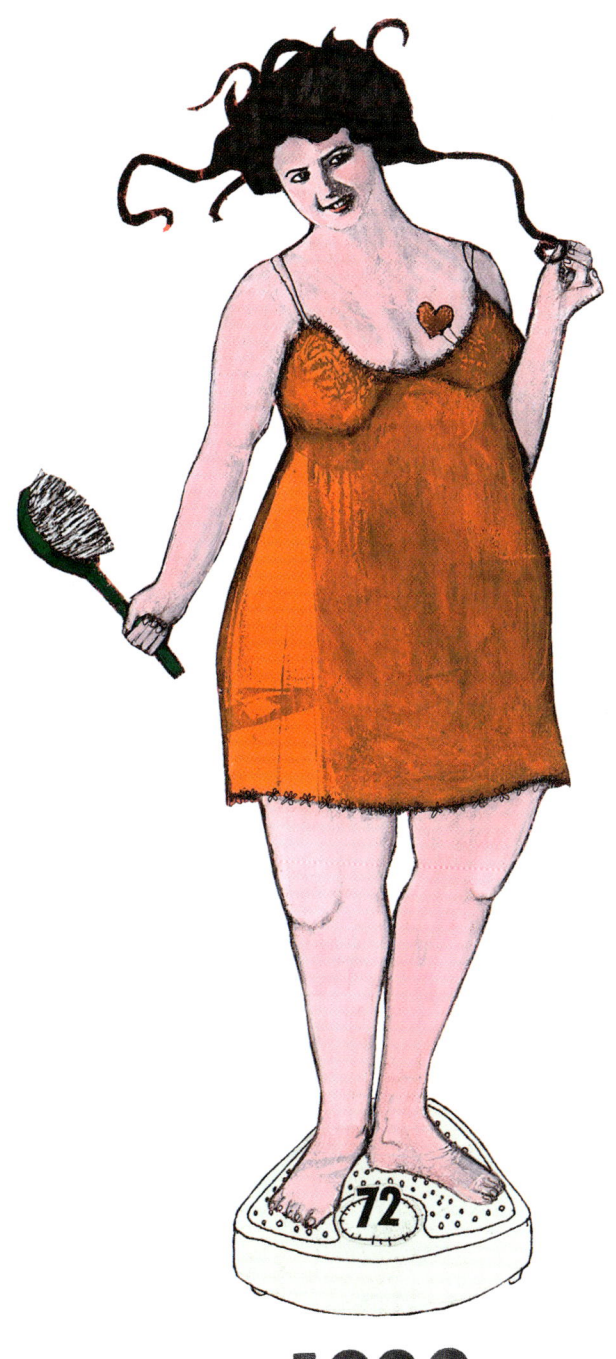

1999

beobachten. Dahinter steckt System, nämlich die schon angesprochene Überlebensstrategie des Körpers.

Es wird vermutet, dass der Körper instinktiv dazu neigt, nach einem Abnahmeversuch mehr Fett einzulagern, weil mit Hungern eine karge, lebensbedrohende Umwelt signalisiert wird, gegen die man sich am besten mit einer großzügigeren Vorratshaltung wappnen sollte. Mit mehr Speck unter der Haut lässt sich die nächste Hungersnot besser überstehen. Die Nervenzellen im Gehirn können wahrscheinlich nicht unterscheiden, ob die Energieverknappung im Körper das Resultat freiwilliger Disziplin oder einer tatsächlichen Hungersnot ist. Sicher ist nur, dass jede Art von Hungern die Überlebensinstinkte des Menschen anregt.

Verlust an Fett und Eiweiß

Nach 24 Wochen des Hungerns mit der Formel «FdH» verliert der Mensch rund 70 % des Körperfettes und rund 20 % des Eiweißbestandes. Je höher der Fettanteil des Körpers vor der «Diät» ist, desto geringer ist der Eiweißverlust, und je «schlanker» man vor der Diät ist, desto höher zeigt sich dieser Verlust.

In solchen lebensbedrohlichen Situationen reagiert der Organismus mit dem Überlebenstrieb. Sobald Essen verfügbar ist, kommt ein unkontrollierbares «Fressen» zustande, um alle verlorene Körpersubstanz so schnell und so effizient wie möglich wieder aufzubauen. Reicht der Essensnachschub aus, wird der Körper so lange zunehmen, bis der ursprüngliche Fett- und Eiweißbestand annähernd auf den alten Stand gebracht ist.

Der Körper besitzt ein «Fettgedächtnis» und getrennt davon ein «Eiweißgedächtnis», die in den jeweiligen Geweben lokalisiert sind. Beide Zentren arbeiten unabhängig voneinander, ergänzen sich aber sinnvoll. Und beide sind mit dem Hunger- und Sättigungszentrum im zentralen Nervensystem vernetzt und werden über einen autoregulativen Rückkoppelungsmechanismus gesteuert. Das führt dazu, dass die Dimension des «Überfressens» direkt vom Ausmaß der vorangegangenen Entleerung der Fett- bzw. Eiweißspeicher abhängt. Man kennt das ja: Je leerer der Kühlschrank ist, desto mehr kauft man ein.

Regeneration der Fettspeicher

Das «Fettgedächtnis» besitzt einen stärkeren Trieb. Es sorgt überwiegend für den Heißhunger und bewirkt, dass während der ganzen Zunahmephase der Grundumsatz, das heißt der Kalorienverbrauch, so lange eingeschränkt ist, bis die Fettspeicher wieder gefüllt sind. Erst dann stellt sich der Grundumsatz wieder auf «Normalbetrieb» um. Dieser «thermische Effekt» führt ganz gezielt dazu, dass die Fettspeicher zunächst möglichst schnell wieder aufgefüllt werden, bevor die Eiweißkompartimente bzw. die Muskeln an die Reihe kommen. (Was nützen einem Automobilisten 300 PS unter der Haube, wenn kein Sprit im Tank ist?)

Regeneration der Eiweißspeicher

Nach den Fettspeichern erreichen die Eiweißspeicher, also Muskeln und Bindegewebe, langsam wieder ihren Ausgangswert. Das Eiweißgedächtnis meldet so lange «Appetit» bzw. «Fresslust», bis mit dem vermehrten Essen und der damit verbundenen höheren Eiweißzufuhr das ganze Gleichgewicht wieder hergestellt ist. Da aber während dieser Phase die Fettspeicher schon längst wieder gefüllt sind, werden durch das ungebremste «Überessen» mehr Kalorien zugeführt, als der Körper wirklich benötigt. Die daraus resultierende positive Energiebilanz führt schließlich dazu, dass der Kalorienüberschuss als neues Fett abgelagert wird. Die Reservebestände im Körper werden damit noch mehr vergrößert. Erst wenn die Eiweißverluste vollständig ersetzt sind, werden die Hungersignale und damit die übermäßige Kalorienzufuhr selbsttätig – das heißt ohne Kontrolle durch das Bewusstsein und ohne Einfluss des Willens – wieder auf den «Normalbereich» zurückgenommen. Allerdings hat der Betroffene nun etwas mehr Fett unter der Haut als zuvor.

Dies ist also die Erklärung, warum Diäten sogar Dickmacher sind! Und es gilt grundsätzlich für alle, denn sämtliche Diäten, die zum Abnehmen führen sollen, beruhen auf dem gleichen Prinzip.

Was daraus folgt

- Diät bzw. Abnahmeversuche erhöhen das Risiko zum Zunehmen.

- Je mehr Diätversuche jemand hinter sich hat, desto schneller und effektiver nimmt er anschließend wieder zu.

- Die Abnahmemethoden, die zu den höchsten Eiweißverlusten führt (Nulldiät, Fasten), leiten die stärksten Zunahmen ein.

KAPITEL 5
EINSTIEG ZU ESSSTÖRUNGEN

Vor allem junge Frauen wollen in unseren Tagen trotz normaler oder sogar überdurchschnittlich schlanker, ja magerer Figur (noch mehr) abnehmen. Die ästhetischen Normen haben sich hin zu extremer Schlankheit entwickelt. Daraus entstehen im sozialen Umfeld (Familie, Freundeskreis, Gleichaltrige) «Gewichtsvorschriften», die für die allermeisten Menschen nicht natürlich, sondern nur noch mit permanenter Kontrolle und massiver Beschränkung der Nahrungszufuhr einzuhalten sind. Was sie immer wieder zu diesen Selbstbeschränkungen treibt, ist die verbreitete Angst, weniger Anerkennung zu finden oder gar sozial ausgeschlossen zu werden, wenn sie durch «Zu-viel-Essen» eine «hässliche Figur» bekommen.

Entwicklung der Diätmentalität

Ausgelöst durch den sozialen Druck, nimmt eine große Zahl von Menschen, vor allem junge Frauen, den eigenen Körper verzerrt wahr und hat jegliche Spontaneität beim Essen und Trinken verloren. Nahrungsaufnahme und Gewicht werden ständig gedanklich überwacht. Sie versuchen unablässig, die Höhe der Nahrungszufuhr auf einem möglichst niedrigen Niveau zu halten und alles zu meiden, was «dick machen» könnte. Da es ihnen jedoch nicht gelingt und in der vorgegebenen verlockenden Nahrungsumwelt auch nicht gelingen kann, ihre Essenswünsche permanent zu zügeln, versuchen sie in wiederkehrenden Phasen, mit Hilfe von Sonderprogrammen, also «Diäten», den tatsächlichen oder vermeintlichen Gewichtsüberhang abzubauen. Die ständige Sorge um das «richtige» Gewicht führt zu einer folgenreichen «Diätmentalität»: Der erste Schritt zu ernsthaften Essstörungen ist gemacht.

Wenn schlanke Menschen abnehmen, setzen sie die gleichen Kompensationsmechanismen des Körpers in Gang wie die Übergewichtigen «auf Diät». Der Körper holt sich nach Abbruch der Diät alles wieder zurück und lagert häufig mehr Fett ein, als vor der Diät da war. Das bleibt den Betroffenen natürlich nicht verborgen – und schon bald ist die nächste Diät fällig.

Von der Diätmentalität zu Essstörungen

Hat sich der Teufelskreis von Diät – Zunehmen – Diät erst etabliert, wird Diät zur «Einstiegsdroge» von Übergewicht und Essstörungen. Die Diätmentalität verstärkt das gezügelte Essverhalten. Das wiederum bringt das erhöhte Risiko mit sich, dass sich daraus Magersucht *(Anorexia nervosa),* Fress-Brech-Sucht *(Bulimia nervosa)* und so genanntes *binge eating* (Fressanfälle ohne Erbrechen) entwickeln.

Durch das gezügelte Essen wird kurzfristig die gewünschte Gewichtsreduktion erreicht. Dieses Erfolgserlebnis verstärkt dann den vermeintlich großen Nutzen des unterdrückten Essverhaltens. Betroffene glauben, damit über ein Instrument zu verfügen, mit dem sich die Angst vor dem Dicksein bewältigen lässt.

Als ungewollte Begleiterscheinung stellt sich aber permanenter Hunger ein. Die Gedanken kreisen überwiegend um das Thema «Essen». Gerade die «verbotenen» kalorienreichen Nahrungsmittel werden zum «Objekt äußerster Begierde». Nichts ist attraktiver als das, was man nicht bekommt oder sich kaum je gestattet.

Die Zusammenhänge zwischen gezügeltem Essen und Essstörungen sind bei Schlanken wie bei Übergewichtigen nachweisbar. Besonders risikoreich ist eine aktive Diätphase. Oft ist nach erfolgreicher Behandlung von Bulimie eine erneut aufgenommene Diät der Auslöser für einen Rückfall. Unter Diättreibenden ist die Rate der Personen, die zu Fressanfällen neigen, besonders groß.

Stress als Auslöser

Diät bzw. gezügeltes Essen ist Stress für den Körper. Wenn zum Schlankheitswahn und zur Diätmentalität das Gefühl von Ausgeschlossensein, Erfolglosigkeit, innerer Leere, Ärger, Angst oder «Frust» und weiterer Stress hinzukommen, kann das als Auslöser wirken, die Kontrolle zu verlieren und sich einem unkontrollierbaren Fressanfall hinzugeben. Bei starken negativen Emotionen genügt häufig bereits das bekannte «Sündigen» mit einem Stückchen Schokolade: Wird die sich selbst auferlegte Diätvorschrift erst einmal gebrochen, bricht die Kontrolle vollständig zusammen.

Was daraus folgt

- Unter den derzeitigen Lebensbedingungen können nur wenige Menschen mit natürlichen Mitteln die extrem niedrige Schlankheitsnorm erfüllen.

- Ständige Essens- und Gewichtskontrolle erzeugen eine Diätmentalität.

- Diätmentalität ist ein Risikofaktor für die Entstehung von Essstörungen.

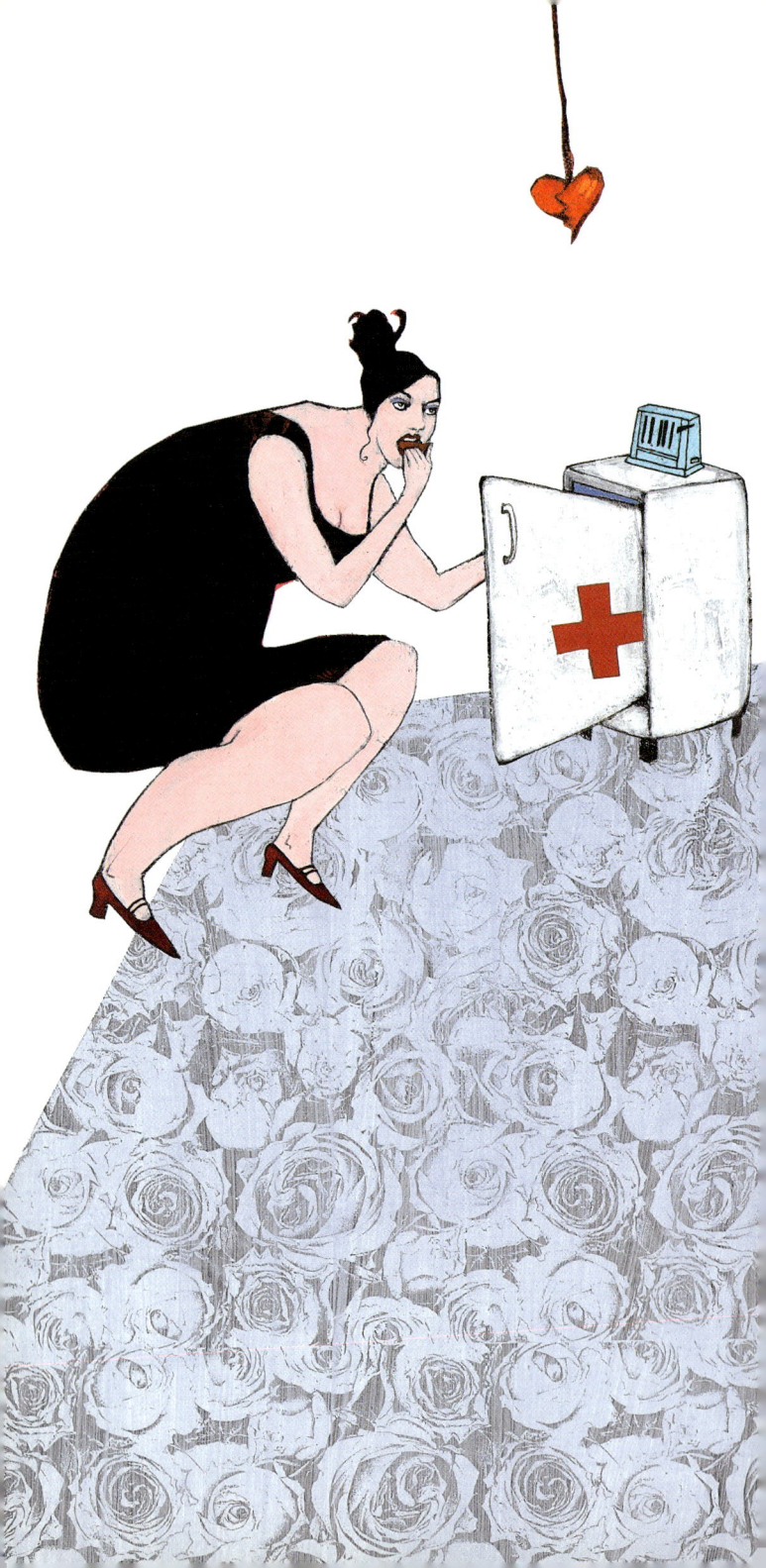

KAPITEL 6

LÖSEN PILLEN DIE PROBLEME?

W enn unbewusste und willentlich nicht beeinflussbare Vorgänge im zentralen Nervensystem das dauerhafte Abnehmen verhindern, liegt es auf der Hand, dass nur über Stoffe, die direkt in das zentrale Nervensystem eingreifen, das Problem gelöst werden kann. Hier liegt die Chance für die Pharmaindustrie. Fieberhaft suchen ihre Forscher deshalb nach einem Wirkstoff, der direkt in die physiologischen Kompensations- und Regulationsmechanismen im Hunger- und Sättigungszentrum eingreifen kann. Allerdings müsste dieser Wirkstoff frei von allen bedenklichen Nebenwirkungen sein.

Der offizielle Name der «Abspeckpillen» lautet «Anorektika». Man kann sie grob – je nach ihrem Wirkprinzip – drei Gruppen zuordnen:

1. «Appetitzügler» sind Substanzen, die helfen, die vorgegebenen «Diätregeln», das heißt das brutale «Hungern», besser zu verkraften.

2. «Fettblocker» hemmen die Verdauung von Fett im Darm und damit die Energieaufnahme durch Fett in den Körper.

3. Verschiedene Substanzen, etwa die berühmten Amphetamine (die «Wachmacher»), regen das sympathische Nervensystem und damit den Energieverbrauch des Körpers an.

Wie Appetitzügler wirken

Appetitzügler sind Substanzen, die dank biochemischen Reaktionen mehr oder weniger spezifisch in die Hunger- und Sättigungsregulation im Gehirn eingreifen. Diese Medikamente bewirken zwar nachweislich eine stärkere Abnahme des Körpergewichts, als wenn man ohne Appetitzügler eine Diät einzuhalten versucht. Doch nach etwa sechs bis acht Monaten bleibt der Erfolg aus, die Abnahme stagniert. Und sobald diese Medikamente abgesetzt werden, nimmt die betreffende Person wieder zu.

Die letzte Generation dieser Appetitzügler, «Fenfluramin» bzw. «Dexfenfluramin», zeigten zwar eine relativ gute Abnahmewirkung. Allerdings entwickelten sich im Laufe der Anwendung Störungen der Pumpfunktion des Herzens und Herzklappendefekte. Diese Medikamente wurden deshalb 1997 weltweit vom Markt genommen.

Ein neuer Appetitzügler

Seit 1999 macht sich eine neue Generation von Appetitzüglern auf dem Markt breit. Der Wirkstoff heißt «Sibutramin», das Präparat «Reductil». Dieser modernste Appetitzügler beeinflusst den Haushalt des Nervenbotenstoffs «Serotonin», auch bekannt als das «Gute-Laune-Hormon» – allerdings auf andere Weise als bei den Vorgängerpräparaten. Zusätzlich beeinflusst es das Aktivitätshormon «Noradrenalin». Die neuen Medikamente wirken zweifach: Der Appetit wird gezügelt, und zudem erhöht sich der Energieverbrauch des Körpers.

Die klinischen Erfahrungen mit diesem Medikament sind beschränkt. Es liegen erst Studien von bis zu einem Jahr Behandlungsdauer vor. Sibutramin bewirkt nachweislich eine Gewichtsabnahme bis zum sechsten Monat der Einnahme. Der Gewichtsverlust beträgt je nach Dosierung des Medikaments im Mittel zwischen 5 und 8% des Ausgangsgewichts.

So kann ein Mann mit 100 kg Körpergewicht einen Gewichtsverlust von 5 bis 8 kg erwarten. Eine weitergehende Einnahme führt dann zwar zu keiner weiteren Gewichtsabnahme, doch wird das Gewicht auf diese Weise gehalten – zumindest über ein Jahr hinweg. Gravierende Nebenwirkungen sind bisher noch nicht bekannt.

Der Fettblocker

Unter dem Namen «Xenical» wurde 1998 der Wirkstoff «Orlistat» auf den Markt gebracht. Diese Substanz wirkt lokal im Darm, das heißt, sie geht nicht in den Blutkreislauf über und hat somit keinen Einfluss auf das zentrale Nervensystem. Orlistat ist also kein Appetitzügler, sondern ein so genannter «Fettblocker»: Er hemmt die Wirkung der fettverdauenden Enzyme im Darm. Wenn man zum Essen eine Pille schluckt, wird dadurch die Verwertbarkeit von Fett um etwa 30 % herabgesetzt. Das unverdaute Fett verbleibt im Darm und wird dann vom Körper ausgeschieden.

Die Fettreste im Verdauungskanal können unangenehme Nebenwirkungen mit Schmerzen, Blähungen und fettigem Durchfall bereiten. Solche Wirkungen sind umso stärker, je mehr Fett man zuvor gegessen hat. Zudem bewirkt das Medikament ein Absinken des Blutspiegels von Betakarotin und Vitamin E.

Die Medikamenteneinnahme muss von einer kalorienreduzierten Diät begleitet werden, da sonst der Gewichtsverlust ungenügend ist. Im Vergleich zu Diät allein bewirkt Diät zusammen mit Orlistat eine stärkere Gewichtsabnahme: Nach etwa fünf Monaten kann eine Gewichtsreduktion von 9 bis 10 % (9 bis 10 kg bei einem 100-kg-Mann) erzielt werden – im Vergleich zu etwa 6 % bzw. 6 kg bei reiner Diät. Der Xenical-Erfolg beläuft sich so auf eine Mehrabnahme von etwa 4 kg.

Nach etwa acht Monaten stagniert die Abnahme. Mehr geht trotz «Fettblocker» nicht mehr von den Rippen herunter. Allerdings bewirkt Xenical bei weiterer Einnahme im Vergleich zu einer reinen Ernährungsumstellung eine langsamere Wiederzunahme des Gewichtes: Ohne Xenical nimmt man im folgenden Jahr etwa 6 kg wieder zu, mit Xenical sowie Ernährungsumstellung etwa 3 kg.

Der Nachteil von Xenical ist, dass es den Appetit nicht hemmt. Der Patient muss eine kalorien- und fettreduzierte Kost einhalten und verspürt natürlich mit fortschreitendem Abnehmen immer mehr Appetit und Hunger. Dieser Effekt und die bekannten Regulationsmechanismen des Körper tragen dazu bei, dass das «Pillenwunder» nach etwa acht Monaten am Ende ist. Mit dem Absetzen des Medikamentes nimmt der Patient schnell wieder zu.

Was daraus folgt

- Die medikamentöse Übergewichtstherapie ermöglicht eine stärkere Gewichtsabnahme als Diät allein.

- Die Abnahmeerfolg stagniert trotz Medikamenten nach sechs bis acht Monaten.

- Die Medikamente können den Wiederanstieg des Gewichts nicht verhindern, sondern bremsen ihn nur deutlich ab.

- Nach dem Absetzen der Medikamente ist mit einem steilen Anstieg des Gewichts zu rechnen.

- Es können unerwünschte Nebenwirkungen auftreten.

Teil 2
Die Menschen werden immer dicker

KAPITEL 7

ÜBERGEWICHT –
SELBST VERSCHULDET ODER
ANGEBOREN?

Fett ist eine überaus wertvolle Substanz. Hätte der Körper sonst ganz spezielle Speichermöglichkeiten dafür geschaffen? Die Kalorienreserve für die Muskel- und Organtätigkeit wird ja in den Fettzellen und als Fetttröpfchen in den Muskelzellen gelagert. Der Körper eines männlichen «Modellmenschen» enthält ungefähr 15% Fett. Aus biologischen Gründen sind Frauen auf mehr Körperfett angewiesen. So wird eine «Modellfrau» etwa 27% Fett vorzuweisen haben.

Wir können in der Tat davon ausgehen, dass die Fähigkeit, Energie höchst effektiv in Form von Fett zu speichern, während der Evolution des Menschen immer ein Überlebensvorteil war. Fett ist für alle Funktionen des Körpers lebensnotwendig; es wird von den Membranen der Körperzellen benötigt. Mit Fett werden die Organe auch zum Schutz vor Erschütterungen eingehüllt. Fettschichten unter der Haut schützen vor Stößen und gegen Kälte. Außerdem sind darin die fettlöslichen Vitamine gespeichert. Fett wird für die Hormonproduktion und für andere geschlechtsspezifische Funktionen benötigt, aber auch für das Immunsystem. Und mit Hilfe der so genannten «braunen Fettzellen» wird die Körpertemperatur mit geregelt.

Wenn mehr Kalorien zugeführt werden, als der Körper verbrauchen kann («positive Energiebilanz»), füllen sich die Fettzellen. Wenn deren Speicherkapazität erschöpft ist, werden neue Fettzellen angelegt. Werden hingegen weniger Kalorien auf dem Nahrungsweg zu-

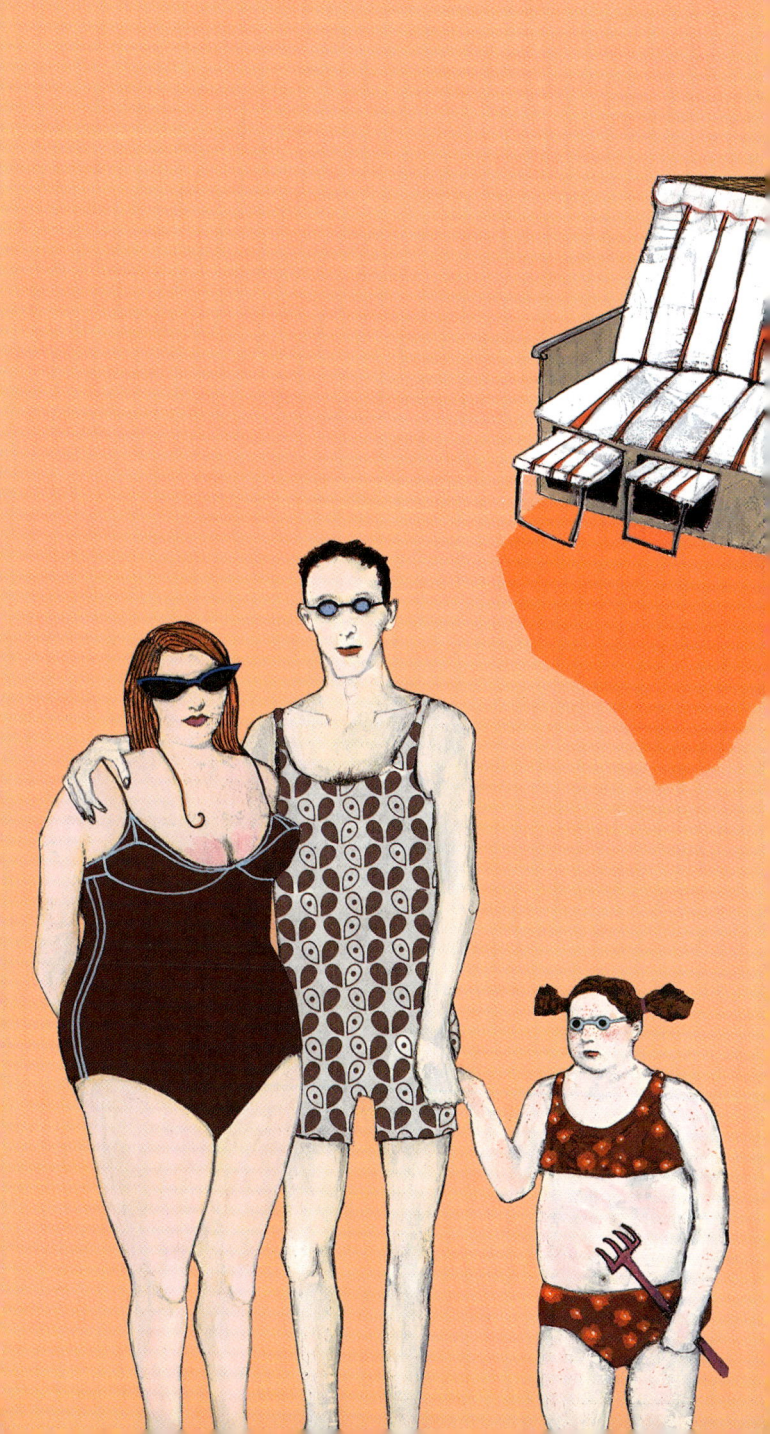

geführt, als der Körper für seine Tätigkeiten benötigt («negative Energiebilanz»), wird das Fett aus den Speichern mobilisiert und in den Stoffwechsel zur Energieproduktion eingeschleust. Die Fettzellen bleiben zu unserem Leidwesen zeitlebens bestehen. Sie können sich nur entleeren oder wieder füllen. Ein normalgewichtiger Erwachsener besitzt rund 50 Mia davon, ein Übergewichtiger entsprechend 70, 80, 100 Mia.

Fettzellen entsenden in gefülltem Zustand ein Hormon namens «Leptin» in den Blutkreislauf, das im zentralen Nervensystem hemmend auf Appetit und Hunger einwirkt und zudem den Stoffwechsel und damit den Kalorienumsatz ankurbelt. Werden Fettzellen beim Abnehmen entleert, schwächt sich dieses Signal ab, und wir empfinden in der Folge das Bedürfnis, mehr zu essen und uns weniger zu bewegen.

Mehr Masse heißt mehr Verbrauch

Bei einer positiven Energiebilanz hat der Körper mehrere Möglichkeiten, wieder ins energetische Gleichgewicht zu kommen: Er kann durch Ankurbeln des Grundumsatzes, also von Stoffwechsel und Wärmeproduktion, mehr Energie «vergeuden», oder aber durch Anregung des Bewegungstriebs mehr Kalorien durch Aktivitäten verbrauchen. Wenn all dies noch nicht genügt, bleibt ihm noch die Möglichkeit, die Körpermasse zu vergrößern: Ein großer, dicker Körper verbraucht für den Erhalt seiner Funktionen mehr Energie als ein kleiner schmaler – denken Sie an das «Schluckverhalten» großer und kleiner Autos.

Beim Zunehmen wird einerseits wohl Fettreserve aufgebaut, doch entsteht mit jedem Kilo mehr auch fettfreies Gewebe wie Muskeln, Knorpel, Knochen und Bindegewebe. Und das Gewicht schraubt sich genau solange nach oben, bis der Körper mit seiner größeren Masse unter Berücksichtigung seiner körperlichen Aktivität so viel Energie verbraucht, wie es im Mittel der Energiezufuhr entspricht. Das «Zunehmen» ist unter gewissen Lebensumständen die einzige Möglichkeit des Körpers, sich wieder auf ein energetisches Gleichgewicht einzupendeln. Zunehmen kann so als Anpassungsreaktion des Körpers an seine Veranlagung unter vorgegebenen Umweltbedingungen betrachtet werden.

Gute und schlechte Futterverwerter

Viele Menschen können ihr Leben lang so viel futtern, wie sie nur wollen, und bleiben trotzdem schlank. Sie würden nicht einmal zunehmen, wenn sie dies wollten. Der Grund liegt darin, dass ihre Mechanismen für die Gewichtsregulation perfekt funktionieren. Diese sorgen durch ein Ankurbeln des Grundumsatzes und der Bewegungsaktivität für entsprechenden Mehrverbrauch. Darüber hinaus sorgen sie – über eine Dämpfung des Appetits – dafür, dass der oder die Betreffende zwischendurch auch das Essen einfach vergisst.

Andere nehmen schon zu, wenn sie nur einige Tage hintereinander wie Durchschnittsbürger essen. Sie führen sich dabei nicht zwangsläufig mehr Kilokalorien zu als jene, die schlank bleiben. Möglicherweise essen sie sogar eindeutig weniger als diese und nehmen dennoch zu: 20 bis 30 % der Menschen benötigen zu ihrem Unglück ungewöhnlich wenig Kalorien, um den Erhalt ihrer Körperfunktionen sicherzustellen. Vor hunderttausend Jahren wäre für sie das Überleben besonders einfach gewesen. Heute erscheint Ihnen ihre Veranlagung als wahre Plage.

Dickere sind also entgegen der Volksmeinung nicht wegen mangelnder Disziplin und Willensschwäche «selbst schuld», und sie sind auch nicht einfach «bewegungsarme Faulpelze». Bei ihnen ist meist nur die «Automatik der Gewichtsregulation» gestört oder ausgefallen. Ihr Steuerungsprogramm funktioniert nicht so, dass sie automatisch mehr Energie verbrauchen oder weniger Energie aufnehmen. Die oft angepriesene Lösung, einfach noch weniger essen, stößt schnell an Grenzen, denn der biologische Instinkt verlangt nach einer bestimmten Nahrungsmenge, nicht nur zur Energie-, sondern auch zur Nährstoffversorgung. Und weniger Essen enthält nun einmal weniger Vitamine, Mineralstoffe, Eiweiß usw., was nicht unbedingt gesund ist.

Der Körper verlangt Lebensmittel

Wir verfügen nicht über das genetische Programm, uns über längere Zeit mit so wenig Nahrung zu begnügen, wie es nötig wäre, um dem heutigen tiefen Energiebedarf zu entsprechen. Der Körper registriert und regelt nicht nur die Versorgung mit Energie autonom, sondern auch die der lebenswichtigen Nährstoffe. Folglich zwingt er uns zum Essen, um an die lebenserhaltenden Nährstoffe zu kommen. Man darf vermuten, dass im Körper eine «Mindestmengenautomatik» ihren Dienst tut, die den Organismus durch die Signale von Hunger und Appetit zur Nahrungsbeschaffung antreibt. Auf welchen Kalorien- bzw. Nährstoffbedarf sie jeweils eingestellt sind, ist nicht genau bekannt, aber unter 2000 kcal am Tag dürften sie beim Körper eines Erwachsenen kaum liegen. Denn wenig essen bedeutet ja, entsprechend wenige Nährstoffe zu erhalten – was der Gesundheit nicht sehr förderlich wäre.

Positive Energiebilanz macht dick

Es gilt immer noch das erste Gesetz der Thermodynamik: So lange der Kalorienverbrauch – womit auch immer dieser erreicht wird – insgesamt niedriger als die Zufuhr liegt, muss man keinen Fettansatz am Bauch befürchten. Ob Körperfett auf- oder abgebaut wird, ist immer nur eine Frage der Kalorienbilanz. Anders ausgedrückt: Man kann in Maßen auch einen sahnigen Käse oder eine fette Sardine genießen, ohne deswegen dick zu werden. Wer sich hingegen mehr Kalorien zuführt – egal mit welchen fettarmen Speisen und Lightprodukten –, als der Körper verbrennen kann, nimmt zu. Täglich nur ein paar wenige Gramm ergeben im Laufe der Jahre ein dickes Polster.

Nicht das Fett macht fett

Die gängige Aussage «Fett macht fett» entspricht nicht etwa geltender Lehrmeinung, sondern ist in der Wissenschaft höchst umstritten. De facto ist sie falsch, da es allein auf die Energiebilanz ankommt, ob ein Mensch sein Gewicht hält oder zunimmt. Selbst mit 100 % Fett in der Kost kann die Bilanz ausgeglichen sein.
Eine fettreiche Kost liefert bei geringem Volumen zwar relativ viel Energie, das heißt eine höhe Energiedichte. Im Vergleich zu einer kohlenhydratreichen Kost mit dem höheren Nahrungsvolumen sättigt sie auch schlechter. Doch wird die akute Kalorienzufuhr und die gute oder mangelnde Sättigung über zahlreiche autonom gesteuerte Prozesse des Körpers geregelt, die auf die Dauer wichtiger sind.
So ist auch beim Vergleich der Ernährungsgewohnheiten in verschiedenen Ländern kein Zusammenhang zwischen der Höhe der Fettzufuhr und dem mittleren Body Mass Index (BMI) zu erkennen. Die Dänen haben zum Beispiel mit rund 42 % Fett den höchsten Fettanteil Europas in der Kost, gehören jedoch gleichzeitig zu den schlanksten Völkern. Anderseits zählen die Südafrikaner bevölkerungsmäßig zu den Dicksten der

Welt, aber sie leben bei nur 22% Fett besonders kohlenhydratreich. Und auch innerhalb von ganzen Bevölkerungen fand man nur in wenigen Studien einen Einfluss von Fett auf Übergewicht, während die meisten Langzeitstudien dies nicht bestätigen konnten.

Genetische Vielfalt

Ob jemand «schlank» oder «dick» wird, ist zu einem Großteil durch Vererbung festgelegt. Die Bandbreite des Körpers, hohe oder niedrige Kalorienzufuhr wie auch hohen oder niedrigen Energieverbrauch autonom zu kompensieren, sind also im Genetikprogramm fest und unveränderlich verankert. Deshalb entwickeln sich Menschen in derselben Umwelt, die in den Industrieländern heute durch Überernährung und Bewegungsmangel gekennzeichnet ist, individuell ganz anders.

Manche Menschen erreichen erst bei entsprechend hoher Körpermasse eine ausgeglichene Energiebilanz. Wenn solche Menschen um jeden Preis «schlank» sein wollten, müssten sie ihr Leben lang wesentlich weniger essen als die tatsächlich Schlanken! Sie haben so gesehen praktisch keine Chance, ihrem Schicksal, gut gepolstert durchs Leben zu gehen, zu entrinnen. Ihr «Dicksein» liegt im Rahmen der genetischen Vielfalt der Natur, genauso wie das «Schlanksein» anderer.

Wie viel Einfluss die Gene haben, veranschaulicht das folgende Beispiel: Nur rund 10% der Kinder, die zwei schlanke Elternteile haben, werden später übergewichtig. Ist jedoch ein Elternteil dick, werden 40% der Kinder später dick, und wenn gar beide Elternteile übergewichtig sind, können 70 bis 80% der Kinder diesem Schicksal nicht entgehen. Wie stark das Übergewicht jeweils ausgeprägt ist, wird auch noch zu 40 bis 50% über Gene festgelegt.

Die ganze Welt wird dicker

Die Menschen in der ganzen industrialisierten Welt werden tendenziell immer dicker. Das gilt ohne jegliche sozialen Unterschiede, für arme wir für reiche Gesellschaften. Wenn aber alle Völker trotz völlig unterschiedlicher genetischer Ausstattung im Durchschnitt dicker werden, so ist das der Beweis dafür, dass für diesen «dicken» Trend Umweltbedingungen verantwortlich sein müssen.

Die Umwelt bestimmt mit

Im Rahmen seiner Veranlagung entscheidet die Lebensweise jedes Einzelnen, ob und wie viel Übergewicht jemand entwickelt. In den individuellen Lebensstil gehen all die psychosozialen Gegebenheiten, Gefühle, Einstellungen, Überzeugungen und Erkenntnisse ein, die man sich mit der Zeit angeeignet hat. Und schließlich kommen noch wesentliche Umwelteinflüsse wie das Angebot der Nahrung auf dem Markt oder das Ausmaß an körperlicher Beanspruchung in der Arbeitswelt hinzu, auf die man selbst wenig Einfluss hat.

Verstädterung macht dick

Weltweit verlassen immer mehr Menschen die ländlichen Gebiete und ziehen in die Städte. An Stelle der körperlich betonten Arbeit treten Dienstleistungen, bei denen weniger die Muskeln als vielmehr Kapital und Wissen die treibenden Kräfte sind. Maschinen und Computer sowie andere neue Technologien ersetzen die Handarbeit. Gleiches findet man auch im Privathaushalt. Mit den größeren Entfernungen zwischen Wohn- und Arbeitsstätten werden Verkehrsmittel eingesetzt, die den Weg zu Fuß unnötig machen. Die Freizeit verbringt man überwiegend passiv, insbesondere mit Fernsehen.

Billig und kalorienreich

Parallel zur Inaktivierung der Gesellschaften in allen Altersstufen geht weltweit eine Veränderung der Ernährungsgewohnheiten einher. Mit dem Anstieg des Wohlstands werden die traditionellen, ärmlicheren Ernährungsformen, die häufig auf Getreide und Wurzelgemüse beruhten, zugunsten einer wesentlich abwechslungsreicheren Kost mit höheren Anteilen von Obst und Gemüse, Fleisch, Fisch, Milchprodukten und Eiern aufgegeben. Diese «moderne» Ernährung enthält mehr Fett und mehr Zucker und führt somit auch zu einer höheren «Energiedichte», das heißt zu einer höheren Kalorienmenge je Volumeneinheit. Dazu kommt eine Vorliebe für Nahrungsmittel, die schneller und auch mit geringerem Aufwand und Wissen zuzubereiten sind. Damit steigert sich auch der Genusswert im Vergleich zur traditionellen, oft kargen Kost beträchtlich. Die Freude an abwechslungsreicher, wohlschmeckender, leicht verfügbarer und zudem kostengünstiger Nahrung, nicht etwa der Fett- und Zuckergehalt an sich, ist der Hintergrund für die weltweite Umstellung in den Ernährungsgewohnheiten und für die Gewichtszunahme in allen industrialisierten Ländern.

Überforderte Regelmechanismen

Wir können überall und zu allen Tages- und Nachtzeiten zu geringen Kosten etwas Schmackhaftes «futtern». Diese Kombination aus ständig ausgeweitetem Nahrungs- bzw. Kalorienangebot bei sinkendem Kalorienbedarf scheint die Energieregulation des Körpers bei den Menschen mit entsprechenden genetisch verankerten «Schwächen» zu überfordern. Und durch die Vielzahl von Außenreizen abgelenkt, werden die verschieden Hunger- und Sättigungssignale nicht mehr genügend wahrgenommen.

Was daraus folgt

• Es gibt «normale» Menschen in allen Größen, Weiten und Formen.

• Das Körpergewicht ist mehrheitlich genetisch bedingt, wird jedoch durch Umwelt und Verhalten variiert.

• Die Umweltbedingungen haben sich im Sinne eines dramatisch geminderten Energieverbrauchs und einer kostengünstigen Ernährung verändert. Dadurch wird eine positive Energiebilanz gefördert.

• Das deutlich zunehmende Übergewicht in allen Gesellschaftsbereichen der Industrieländer ist das Resultat einer dick machenden Umwelt.

• Alle Nahrungsmittel, die zu einer positiven Energiebilanz beitragen, machen dick, auch fettarme, kohlenhydratreiche Produkte.

KAPITEL 8
ESSEN OHNE HUNGER

Hunger» ist die Wahrnehmung eines Signals, hinter dem ein über viele Stufen ablaufender Mechanismus im zentralen Nervensystem steckt. Er löst schließlich ganz zuverlässig den unstillbaren Drang zum Essen aus und lässt erst nach, wenn ein gewisses Nahrungsvolumen im Magen vorhanden ist. «Appetit» dagegen lenkt den Antrieb zum Essen allein auf qualitative Aspekte. Auf etwas Appetit haben heißt, zum jeweiligen Zeitpunkt eine starke Vorliebe für eine bestimmte Geschmacksrichtung oder ein spezielles Lebensmittel empfinden. Der Appetit dient vor allem der Auswahl einer abwechslungsreichen und ausgewogenen Ernährung. Appetit und Hunger sind angeborene, über den Instinkt gelenkte Verhaltensmuster, die unser Überleben sicherstellen.

Damit man sich nicht «überfrisst», wird das Essverhalten natürlich geregelt. Dem Hunger stehen deshalb Sättigung bzw. Sattheit gegenüber. Unter Sättigung versteht man die Vielzahl an zusammen treffenden Vorgängen im Magen und im zentralen Nervensystem, die zum rechtzeitigen Einstellen der Nahrungsaufnahme führen. Die Sättigung kontrolliert also die bei einer Mahlzeit aufgenommene Nahrungsmenge. «Sattheit» bezeichnet dagegen ausschließlich den über eine gewisse Dauer anhaltenden Zustand, nichts essen oder trinken zu wollen.

Die Magenfüllung bzw. die Dehnung des Magens bestimmt zunächst die Sättigung. Normalerweise ist dieser deutlich spürbare Reiz der wichtigste Anlass, eine Mahlzeit zu beenden. Je voluminöser eine Mahlzeit erscheint und je mehr sie wiegt, desto schneller ist man gesättigt. Wenn man Nahrungsmittel in den Speiseplan einbezieht, die relativ wenig Kalorien liefern, trotzdem schwer sind und viel Platz im Magen einnehmen, kann man sich relativ kalorienarm sättigen. Das gilt vor allem für Obst und Gemüse, aber auch für frisches Brot.

Mitentscheidend für die Sättigung sind auch die Nährstoffanteile der Speisen, also wie viel Eiweiß, Kohlenhydrate, Fett und Kalorien dem Körper zugeführt werden. Die ausgeprägteste Sättigung bzw. Sattheit wird über Eiweiß ausgelöst, gefolgt von Kohlenhydraten und Fett. Alkohol sättigt praktisch gar nicht.

Besonders wichtig für die Dauer der Sattheit ist der Blutzuckerspiegel. Über das Blut wird Zucker zu den Zellen transportiert, wo er als Treibstoff für alle Zell- bzw. Körperfunktionen dient. Je mehr Zucker an die Zellen abgegeben wird, desto schneller und stärker sinkt der Zuckergehalt des Blutes bzw. der Blutzuckerspiegel. Mit seinem Absinken entsteht erneut Hunger! Doch auch die Fettzufuhr beeinflusst die Sattheit. Befindet sich nach dem Essen relativ viel Fett im Blut, verwenden die Körperzellen zunächst gerne diese Fettsäuren und danach erst den Zucker zur Energiegewinnung. Der Blutzuckerspiegel sinkt folglich mit einer gewissen Verzögerung ab. Die nächste Hungerattacke wird entsprechend später ausgelöst. Allerdings kommt dieser Effekt nur in einem gewissen Rahmen zum Tragen.

Je besser, desto mehr

Wie schnell die Sättigung eintritt, hängt nicht nur von Gehalt, Menge, Gewicht und Volumen der Nahrung ab, sondern auch vom Geschmack und Aussehen der Speisen. Im Prinzip gilt: Je mehr Abwechslung auf den Teller kommt, desto mehr Esslust, «Gusto» stellt sich ein. Einen Einfluss haben schließlich auch die Einstellung zu den Speisen und nicht zuletzt die Begleitpersonen an der Tafel. Hinzu kommen verschiedene Außenreize. Sogar die Außen- bzw. die entsprechende Körpertemperatur hat einen gewissen Einfluss. So isst man bei Kälte mehr als bei Hitze. Dafür verlangt der Körper in warmer Umgebung nach Speisen, die flüssiger bzw. saftiger, mineralienhaltiger und stärker gewürzt sind als in kalter Umgebung, wenn er friert.

Mit zunehmender Dauer der Mahlzeit wird auch eine noch so große Köstlichkeit zusehends unattraktiver. Der Appetit und der Genusswert der Speise lassen nach, denn das körperliche Bedürfnis, das den Appetit ausgelöst hatte, wird mit jedem Bissen mehr befriedigt. Mit der Zeit hemmt der mangelnde Appetit die Nahrungsaufnahme sogar ganz.

Nachdem die Nahrung verdaut, die unterschiedlichen Nährstoffe in den Blutkreislauf aufgenommen und auf die Speicher verteilt worden sind, wirken andere, von den Mahlzeiten unabhängige Signale langfristig auf das Essverhalten ein. Diese bestimmen die zweite Stufe der Hunger-Sättigungs-Kontrolle. Die entsprechenden Regulierungsvorgänge basieren auf komplizierten Rückkoppelungsmechanismen und werden über Hormone wie Insulin, Leptin, Adrenalin, Noradrenalin und Neuropeptid Y vermittelt. Ganz entscheidend spielt hier auch die Bewegungsaktivität hinein (siehe Kapitel 15).

Frust macht unersättlich

Warum funktioniert die natürliche Regulation bei so vielen nicht mehr? Als gravierendste Ursachen gelten die zahlreichen umweltbedingten Einflussfaktoren, die ein «Essen ohne Hunger» auslösen können. Es handelt sich vor allem um psychische und soziale Einflüsse. Mit zunehmendem Lebensalter wird das ganze Essverhalten durch Außensignale wie Erziehung, religiöse Normen, Meinungen, Vorurteile und gesellschaftliche Erwartung und natürlich auch durch psychische Faktoren wie Stress am Arbeitsplatz und zu Hause, Anspannung, Angst, Kummer und Sorgen, Liebesentzug oder Einsamkeit usw. beeinflusst. Wir essen häufig aus vielerlei Gründen, die nichts mit Hunger zu tun haben.

Wenn uns entsprechende Frustrationen plagen, wird das unbewusste Essen ohne Hunger oft als «erste Hilfe» missbraucht. In solchen Situationen zu essen kann befriedigen, beruhigen und ein Wohlgefühl auslösen. Negative Gefühle können manchmal mit Essen bekämpft werden. Psychosozialer Stress ist inzwischen vor allem bei Frauen als Risikofaktor für die Entstehung von Übergewicht wissenschaftlich belegt worden. Die moderne Arbeitswelt gilt dabei als einer der größten Faktoren für Stress (Stressoren). Die nötige Entspannung findet man «zwischendurch» beim Essen und Trinken. Wegen des immer stärker verbreiteten «Single-Daseins» werden zudem Spannungen und Konflikte immer seltener beim gemeinsamen Mittag- oder Abendessen im Kreise der Familie verarbeitet.

Was daraus folgt

• Sättigung hängt von Gehalt, Menge, Gewicht und Volumen der Nahrung ab, außerdem von Geschmack und Aussehen der Speisen.

• Je schmackhafter die Kost ist und je mehr Abwechslung auf dem Teller vorgefunden wird, desto mehr Esslust («Gusto») entsteht.

• Normen und Regeln sowie der gesellschaftliche Status und psychosozialer Stress können die eigenen Körpersignale übertönen und damit die natürliche Essregulation stören.

• Essen wird von vielen Menschen regelmäßig als «Frustkiller» missbraucht.

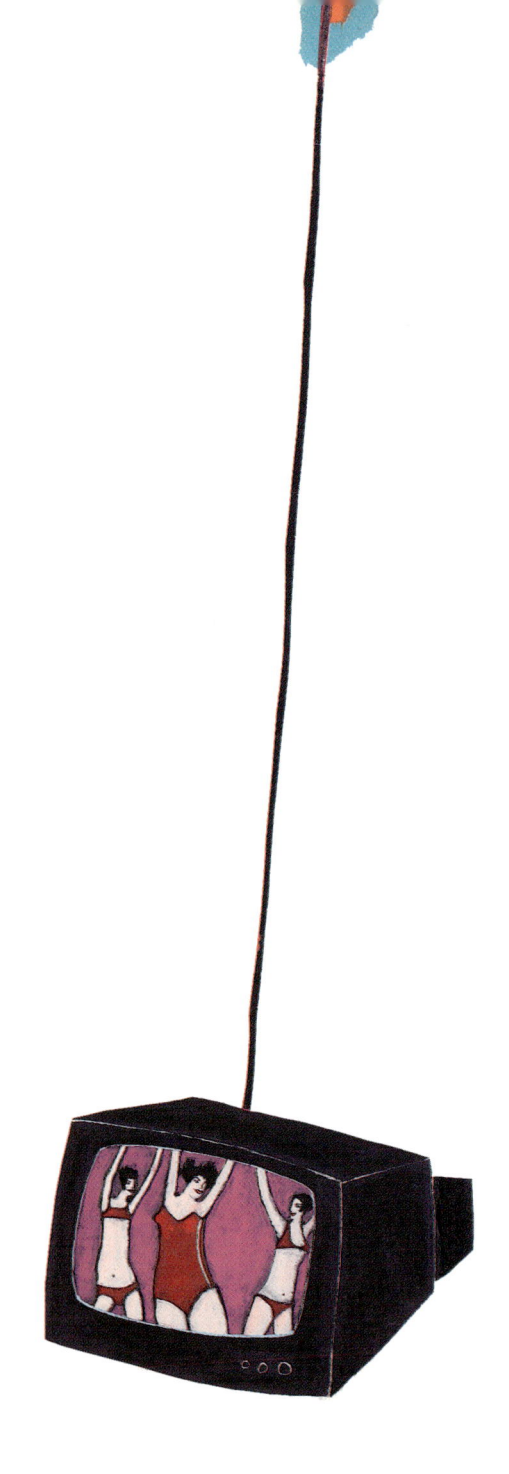

KAPITEL 9

WER RASTET, DER RUNDET

W ir haben uns eine Umwelt geschaffen, in der Muskelkraft zum Überleben nicht mehr notwendig ist. Immer mehr Bewegungsaktivität wird uns von High-Tech-Geräten abgenommen. Damit ist sogar das Minimum an nötiger Bewegung, die den Reiz zum Erhalt der Knochen, Knorpel und Muskeln und der normalen Stoffwechselvorgänge darstellt, in Frage gestellt. Die Zunahme von Übergewicht in allen industrialisierten Gesellschaften ist nur eine logische Folge all unserer energie- und zeitsparenden «Errungenschaften».

So legt ein Beamter in Deutschland täglich im Schnitt nur noch 400 bis 700 m zu Fuß zurück – inklusive Arbeitsweg. Das entspricht rund fünf Minuten körperlicher Aktivität und einem Energieverbrauch von etwa 25 kcal! Die übrige Zeit des Tages verbringt der Betreffende überwiegend sitzend; am Abend hängt er meistens vor dem Fernsehgerät, bevor er sich die Nacht über wiederum auf den Rücken legt.

Fernsehen macht dick

Fernsehen ist mit Abstand die wichtigste Ursache für die herrschende Bewegungsarmut in der Freizeit. Zwischen TV-Konsum und Übergewicht lässt sich eine direkte Dosis-Wirkungs-Beziehung nachweisen. Neben der genetischen Veranlagung ist speziell bei Kindern der zum Teil exzessive Konsum von Fernsehprogrammen Hauptursache für Übergewicht. Letzteres kommt etwa fünfmal so häufig bei Kindern vor, die am Tag mehr als fünf Stunden fernsehen, als bei solchen, die keine oder nur wenig Zeit im Pantoffelkino verbringen. Das Risiko, von einem schlanken zu einem übergewichtigen Kind zu werden, ist bei einer täglichen TV-Dosis von mehr als fünf Stunden achtmal so hoch wie bei weitgehendem Verzicht darauf. Fernsehen ist also, im Gegensatz zum Fettkonsum, für Jung und Alt ein wissenschaftlich gesichertes, unabhängiges, ausgeprägtes und mit der Dosis wachsendes Risiko für Übergewicht.

Sport verhindert Substanzverlust

Vor allem jenen, die trotz aller Warnungen unbedingt Diät halten wollen, sei ans Herz gelegt: Üben Sie regelmäßig Sport oder andere körperlich anstrengende Aktivitäten aus. Das bewegungsarme Hungern und Abnehmen führt nämlich immer zu einem Abbau von Muskeln und Knochenmasse. Mit körperlicher Aktivität, das heißt mit Ausdauer- und Krafttraining, setzt man hingegen einen Reiz zum Muskel- und Knochenerhalt und kann so dem Verlust an fettfreier Körpersubstanz ein Stück weit begegnen.

Bewegungsmangel stört die Regelfunktionen

Dennoch sind regelmäßige sportliche oder andere körperlich anstrengende Aktivitäten unerlässlich. Damit senkt man die Gesundheitsrisiken beträchtlich und verlängert gleichzeitig die Phase des beschwerdefreien Lebens erheblich (siehe Kapitel 15). Und der für die Gewichtsfrage entscheidende Effekt ist, dass man so Gewichtszunahmen verhindern kann! Da das Abnehmen nicht funktioniert, muss das Nicht-Zunehmen das wichtigste Gewichtsziel sein – gleichgültig wie schlank oder dick jemand ist.

Um eine an den Energieverbrauch angepasste Kalorienzufuhr *autonom regeln* zu können und das Risiko einer Gewichtszunahme gering zu halten, muss eine Mindestschwelle der körperlichen Aktivität erreicht werden. Bei unzureichender Betätigung wird die Essenskontrolle weniger von inneren Signalen des Hunger- und Sättigungszentrums, sondern verstärkt über äußere Signale und Einflüsse wie Emotionen, Uhrzeit, Status, Langeweile usw. beeinflusst. Diese Mindestschwelle des Kalorienverbrauchs liegt für einen durchschnittlichen Menschen bei etwa 11 kcal pro kg Körpergewicht – zusätzlich zum jeweiligen Ruheumsatz.

Zappler haben es «leichter»

Eine kürzlich entdeckte Ursache für den Unterschied zwischen manchen dicken und schlanken Menschen ist Zappeln bzw. eine andauernde nervöse Ruhelosigkeit. Einige Menschen können bis zu zwei Dritteln ihrer eigentlich überschüssig zugeführten Kalorien dadurch «verpulvern», dass sie – autonom gelenkt – verstärkt körperlich aktiv sind, allerdings nicht in Form von bewusst betriebenem Sport, sondern durch gesteigerte Körperspannkraft und spontane Muskelkontraktionen, das heißt kleine unkontrollierte Bewegungen, ruheloses Zappeln oder nervöse Tätigkeiten des täglichen Lebens. Auf diese Weise können manche Menschen bis zu 700 kcal am Tag mehr verbrennen als ihre ausgeglicheneren und behäbigeren Zeitgenossen.

Gewichtszunahme im Alter

Mit dem Älterwerden ist üblicherweise ein Anstieg des Körpergewichts zu beobachten. Dieser dürfte damit zusammenhängen, dass sich einerseits der Grund- bzw.

Ruheumsatz reduziert und anderseits mit Einbuße der Agilität die körperliche Aktivität abnimmt. Um dieses altersbedingte Zunehmen voll und ganz aufzufangen, müsste man von Jahr zu Jahr immer etwas *mehr* körperliche Aktivität «aufs Parkett legen».

Da dies offenbar für die wenigsten machbar ist, wird dieser Minderverbrauch an Kalorien durch Aktivität bei gleich bleibender Nahrungszufuhr im Alter über eine Zunahme an Körpermasse ausgeglichen. Jedes zusätzliche Gramm führt ja bekanntlich automatisch zu einem Mehrverbrauch an Kalorien! Eine Alternative bestünde darin, immer etwas weniger zu essen; das trüge jedoch nicht zur gesunden Ernährung bei und richtete sich natürlich auch grundsätzlich gegen das instinktive Verhalten des Menschen. Abgesehen davon ist diese Idee reichlich unrealistisch.

Was daraus folgt

• Körperliche Aktivität ist der notwendige Reiz, um alle Körperfunktionen optimal aufrecht zu erhalten.

• Bei zu geringer Aktivität wird die autonom gesteuerte Gewichtsregulation durch Außensignale nachhaltig gestört.

• Auch mit Hilfe von sportlichen oder anderen körperlichen Aktivitäten kann man Übergewicht nicht dauerhaft abbauen.

• Solche Aktivitäten tragen aber dazu bei, ein Zunehmen zu verhindern bzw. abzubremsen.

• «Ruhelosigkeit» ist beim Vermeiden von Übergewicht ebenfalls hilfreich.

KAPITEL 10

DIE ESSSORGEN DER DICKEN

Worin unterscheiden sich Dicke von Dünnen? Was machen die einen richtig, die anderen falsch? Die Wissenschaft hat inzwischen eine Anzahl eindeutiger Ursachen für solche weitgehend genetisch festgelegte Unterschiede festmachen können: Dicke sind tatsächlich effizientere «Futterverwerter». Sie verdauen die mit der Nahrung angelieferten Nährstoffe vollständig. Sie werden weniger von Ruhelosigkeit und nervösem Zappeln geplagt, so dass sie die in der Nahrung steckende Energie mit sehr wenig Verlusten umsetzen. Bei ihnen bleibt bei relativ normalen Mengen an zugeführten Kalorien immer reichlich Energie übrig, die nicht großzügig als Wärme in die Atmosphäre verpufft, sondern als Fett in die speziellen Speicher eingebunkert wird.

Aber diese Faktoren erklären noch nicht den ganz dicken Unterschied. Man kann davon ausgehen, dass Schwergewichtige unter Störungen in der Regulation von Hunger und Sättigung leiden, die möglicherweise ebenfalls genetisch verankert sind. Auf alle Fälle leiden sie unter einem physiologisch-chemischen Ungleichgewicht ihrer Signalstoffe.

Sicherlich gibt es auch psychisch bedingte Unterschiede im Essverhalten, die wiederum eine Störung der Essensteuerung bewirken. Die Unterschied in den Verhaltensweisen zwischen Dicken und Dünnen sind zwar bislang wissenschaftlich bei weitem nicht hinreichend erforscht. Mit etwas Beobachtungsgabe und Lebenserfahrung kann man jedoch ein mehr oder weniger subjektiv gefärbtes Bild entwerfen, in dem sich viele Dicke wieder erkennen werden:

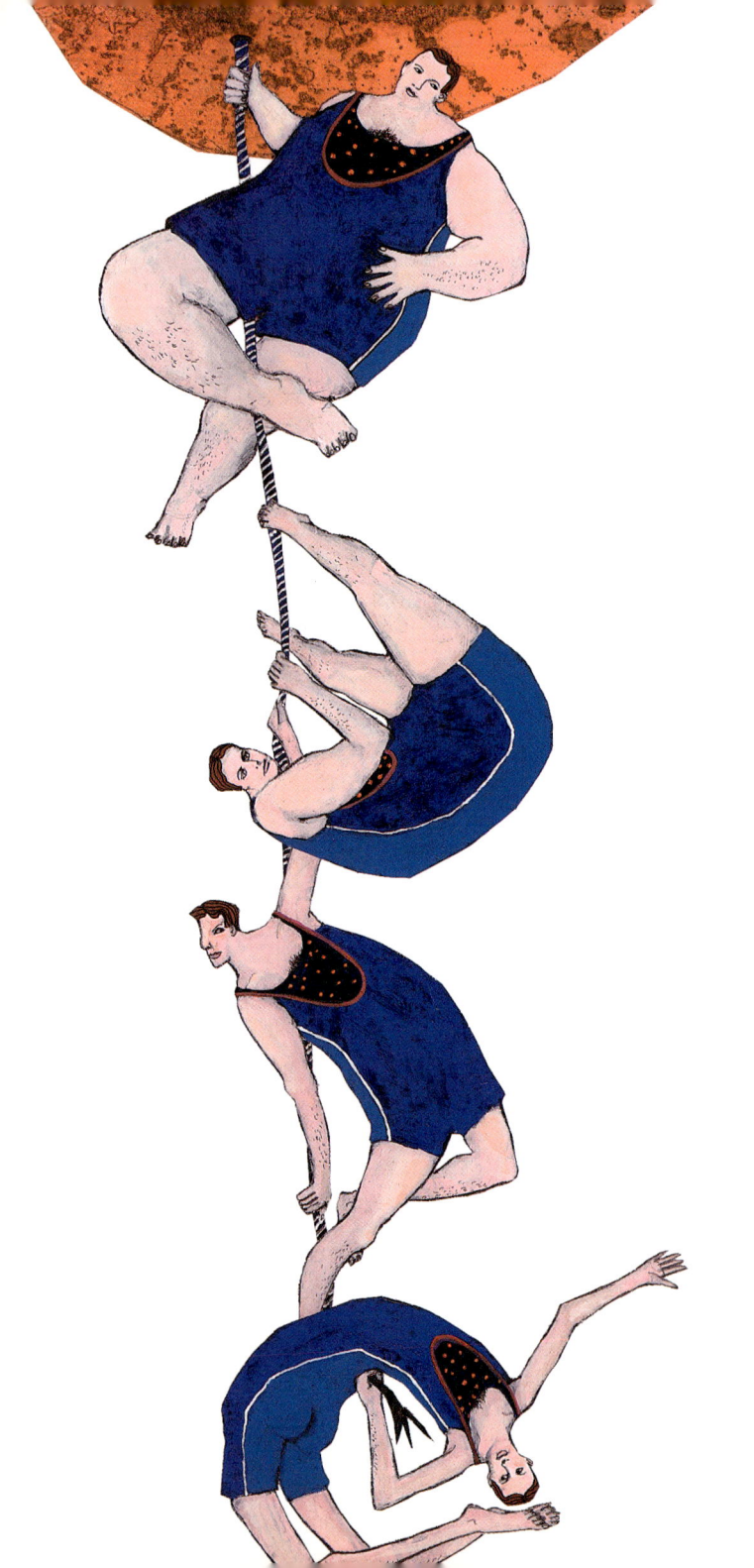

- Viele Übergewichtige haben bereits eine Reihe von Diäten hinter sich und sind dabei immer dicker geworden. Nach wie vor glauben sie aber an die Möglichkeit, mit der «richtigen Diät» eines Tages doch wieder ins Reich der Schlanken zurückkehren zu können.
- Korpulente Diätanhänger denken den ganzen Tag vor allem ans Essen.
- Dicke essen nicht erst, wenn sich der Hunger meldet, sondern meistens schon dann, wenn die «Essenszeit» eingeläutet wird.
- Übergewichtige schieben mechanisch und ohne Unterlass Happen um Happen in den Mund. Sie mampfen alles in sich hinein, ohne den Geschmack überhaupt auszukosten oder die Atmosphäre um sich herum aufzunehmen.
- Dicke und Diätfreaks haben größte Schwierigkeiten, mit dem Essen aufzuhören, solange noch etwas auf ihrem Teller liegt und ihren Gaumen rein optisch kitzelt.
- Dicke Diätapostel essen besonders viel, wenn sie sich einsam fühlen, gereizt sind oder von Sorgen und Nöten geplagt werden.
- Korpulente essen auch dann besonders viel, wenn sie etwas speziell gut gemacht haben: Sie «gönnen» sich etwas Besonderes.
- Dicke und Diätfreaks essen alles mit solcher Geschwindigkeit, dass sie von der Entfaltung des Geschmackes und der Aromen kaum etwas mitbekommen.
- Fettleibige essen oft heimlich und schämen sich geradezu, wenn sie beim Essen ertappt werden.
- Übergewichtige denken immer schon an die nächste Mahlzeit und überlegen, wie viele Stunden es bis dahin noch dauert. Auch fürchten sie, in der Zwischenzeit schon wieder vom Hunger überwältigt zu werden.

- Befürchten Dicke, einige Stunden ohne zu essen ausharren zu müssen, bricht bei ihnen Nervosität aus. Sie essen dann lieber «vor».
- «Dicke auf Diät» fragen sich immerzu, wie viele Kalorien wohl in einem Nahrungsmittel oder in einer Speise stecken. Sie wissen alles über «gesundes und schlankes» Essen und vermeiden «Dickmacher», solange sie können. Das ihnen «Erlaubte» bevorzugen sie meistens.

Es bleibt aber die bis heute ungeklärte Frage, ob Übergewichtige deshalb dick geworden sind, weil sie sich gegen diese Essstörungen nicht wehren können, oder ob sie erst seit der Zeit mehr essen, da sie aus bestimmten Gründen korpulent geworden sind. Anders gefragt: Hat ihr Körper erst auf Grund der weit höheren Körpermasse begonnen, ständig nach mehr Nährstoffen und Energievorräten zu schreien, oder sind sie auf Grund ihrer psychischen Eigensart zu solchen Essern geworden.

Was daraus folgt

- Die Natur ist ungerecht und hat Menschen mit unterschiedlich effizienter Futterverwertung erschaffen.

- Übergewichtige zeigen ein ganz spezifisches Essverhalten, das weniger von Hunger- und Sättigungssignalen als von Emotionen und anderen psychischen Einflüssen gelenkt wird.

Teil 3
Übergewicht und Gesundheit

KAPITEL 11

ZU DICK PER DEFINITION

Die zuständigen medizinischen Institutionen, darunter die «Deutsche Adipositas Gesellschaft», haben sich in jüngster Zeit auf neue Normwerte für Körpergewicht bzw. «Übergewicht» geeinigt. Dafür wird heute nicht mehr das eigentliche Gewicht, sondern die Körpermasse herangezogen und der so genannte Körpermassen-Index bzw. «Body Mass Index» (BMI) bestimmt. Dieser berechnet sich «ganz einfach»: Man dividiere das Körpergewicht (in kg) durch das Quadrat der Körperlänge (in Metern). Zum Beispiel $80/1,80^2$; daraus ergibt sich hier ein BMI von 24,7.

Der BMI für Normal- und Übergewicht

«Normalgewicht» wird definiert als BMI zwischen 20 und 24,9. Bei einem BMI von weniger als 20 ist man untergewichtig. Zwischen BMI 25 und 29,9 ist eine Person von «Übergewicht» bzw. «Adipositas Grad I» betroffen. Bei Personen zwischen BMI 30 und 39,9 spricht man von «Adipositas» bzw «Adipositas Grad II»; in vielen Veröffentlichungen ist auch von «Fettsucht» die Rede. Bei Werten von BMI 40 an fällt man in die Kategorie «extreme Adipositas» bzw. «Adipositas Grad III».
Bislang galt Übergewicht nur als «Risikofaktor» für Erkrankungen. Man konnte mehrere solche Risiken auf sich vereinen, ohne deshalb aber schon als «krank» bezeichnet zu werden, denn bekanntlich können viele Menschen mit einer Körpermasse weit über dem Bereich des definierten «Übergewichts» frisch und fröhlich ein Greisenalter erreichen.

Übergewicht und Gesundheitsrisiken

Seit neuestem wird nun Übergewicht bzw. Adipositas als eine «chronische Erkrankung» bezeichnet. Damit werden alle Bürger, die auf Grund ihrer Veranlagung oder ihrer ausufernden Lebensweise eine gewisse Masse Fett unter der Haut angelegt haben, per Definition als «krank» und «therapiebedürftig» deklariert.

Die Begründung dafür lautet, dass Adipöse häufig an Atemnot, Ermüdbarkeit und Gelenkbeschwerden leiden und oft eine Beeinträchtigung ihres Selbstwertgefühls erfahren. Übergewicht und Adipositas würden die Entstehung von Risikofaktoren im Herz-Kreislauf-Bereich begünstigen und somit bestimmte Störungen begünstigen; dazu gehören Bluthochdruck, hohe Blutfettwerte, Zuckerkrankheit und das vermehrte Auftreten von arteriosklerotischen Komplikationen bzw. Folgen wie Herzinfarkt und Schlaganfall. Außerdem sei bei Übergewicht eine auffällige Häufung anderer Erkrankungen wie Gallensteine, Venenleiden, Herzinsuffizienz, Gelenkserkrankungen, Gicht und bestimmten Krebsarten zu beobachten. Diese Begleit- und Folgeerkrankungen seien mit einer Verkürzung der Lebenserwartung in Abhängigkeit von Ausmaß und Dauer des Übergewichtes verbunden.

«Risiko» ist keine Krankheit

Die beschriebenen erhöhten Risiken bezeichnen tatsächlich nur die statistische Wahrscheinlichkeit, mit der Übergewichtige die genannten Gesundheitsstörungen im Vergleich zu Schlankeren entwickeln. Je mehr man von diesen Risikofaktoren auf sich vereint, desto höher ist wiederum die statistische «Wahrscheinlichkeit», dass man beispielsweise einen Herz- oder Hirninfarkt erleidet. Doch ist längst nicht jeder Übergewichtige diesen Risikofaktoren ausgesetzt. Umgekehrt kann auch manch Schlanker diese Risikofaktoren entwickeln. Und selbst eine Person, die überhaupt keine Risikofaktoren auf sich vereint, kann sehr früh an einem Herz- oder Hirninfarkt sterben. Risikofaktoren sind also nicht zwangsläufig «die Ursachen» von Herz- und Hirninfarkt, sie können auch reine Begleiterscheinungen einer Erkrankung sein, die eigentlich ganz andere Ursachen hat. Risikofaktoren sind vor allem «Surrogat-Parameter», Ersatzwerte bzw. Merkmale, die man mit einfachen Methoden messen kann und die oft mit dem Entstehen einer Krankheit gleichzeitig auftreten, aber nicht die Krankheit an sich darstellen.

Jeder Zweite behandlungsbedürftig?

In vielen Ländern haben mehr als die Hälfte aller Erwachsenen einen BMI über 25, auch in Deutschland. Rund die Hälfte aller Männer zwischen 35 und 64 Jahren weisen hier sogar schon einen BMI über 27 auf. Demnach wären allein in Europa Hunderte von Millionen Menschen behandlungsbedürftig, ganz unabhängig davon, ob sie tatsächlich krank sind oder nicht. Eine Therapie all dieser «Patienten» mit Diäten, Medikamente, psychologische Beratung – würde entsprechend eine riesige Zahl von Therapeuten sowie Pharma- und Diätetikfirmen auf unabsehbare Zeit mit Aufträgen eindecken. Ob es da einen Zusammenhang gibt? Und dabei weiß niemand genau, ob diese Menschen vom Abspecken überhaupt gesundheitlich profitierten. Diese Frage ist nämlich noch nie mit entsprechend aussagefähigen wissenschaftlichen Methoden überprüft worden!

Was daraus folgt

- Die Normwerte für Normal- und Übergewicht bzw. für krankhaftes Übergewicht werden von Fachgesellschaften festgelegt und ändern sich immer wieder.

- Die derzeitigen Normwerte sind ohne wissenschaftliche Begründung auffällig niedrig angesetzt.

- Bei Übergewicht sind verschiedene Risikofaktoren mit größerer Wahrscheinlichkeit zu beobachten als bei Normalgewicht.

- Risikofaktoren entsprechen nicht einer medizinischen, sondern einer statistischen Diagnose.

- Individuell gesehen kann man trotz Übergewicht völlig gesund sein und mit bestem Wohlbefinden ein hohes Alter erreichen.

- Die Beseitigung des Risikofaktors «Übergewicht» garantiert nicht für Gesundheit.

KAPITEL 12

WIE RUND IST UNGESUND?

Schlanke haben häufiger niedrigere Blutdruck-werte, tiefere Blutfettwerte sowie bessere Blut-zuckerwerte als Korpulente. Sind erstere deshalb automatisch gesünder? Sterben sie seltener an Herz-Kreislauf-Krankheiten, an Infektionen oder an Krebs als Dicke? Sind Schlanke deshalb «gesund» und Über-gewichtige «ungesund»?

Es ist ausgesprochen schwierig, den Begriff «gesund» zu definieren. Bedeutet «gesund sein» nur frei sein von klinisch feststellbaren Krankheiten, oder beinhaltet es auch Aspekte des Denkens und des Fühlens, der Le-bensqualität also? In der medizinischen Forschung hat es sich eingebürgert, Erkrankungs- und Sterblichkeits-raten als die entscheidenden Kriterien für «gesund» oder «krank» heranzuziehen. Und so untersucht man in Dutzenden von Langzeitbeobachtungsstudien, wann und welche Erkrankungen oder Todesarten bei Über-gewicht gehäuft auftreten.

Apfel- oder Birnentyp

Dass manche Menschen beim Zunehmen zur «Birnen-» und andere zur «Apfelform» tendieren, ist überwiegend über die Gene festgelegt. Männliche Geschlechtshor-mone fördern den männlichen, apfeligen, sogenannten «androiden» Fettansatz, weibliche Geschlechtshormone den typisch weiblich-birnigen, «gynoiden» Ansatz.

Der letztgenannte ist gesundheitlich eher unbedenk-lich. Die bei ihren Trägerinnen besonders unbeliebten Polster sind aber gerade für den Erhalt der normalen

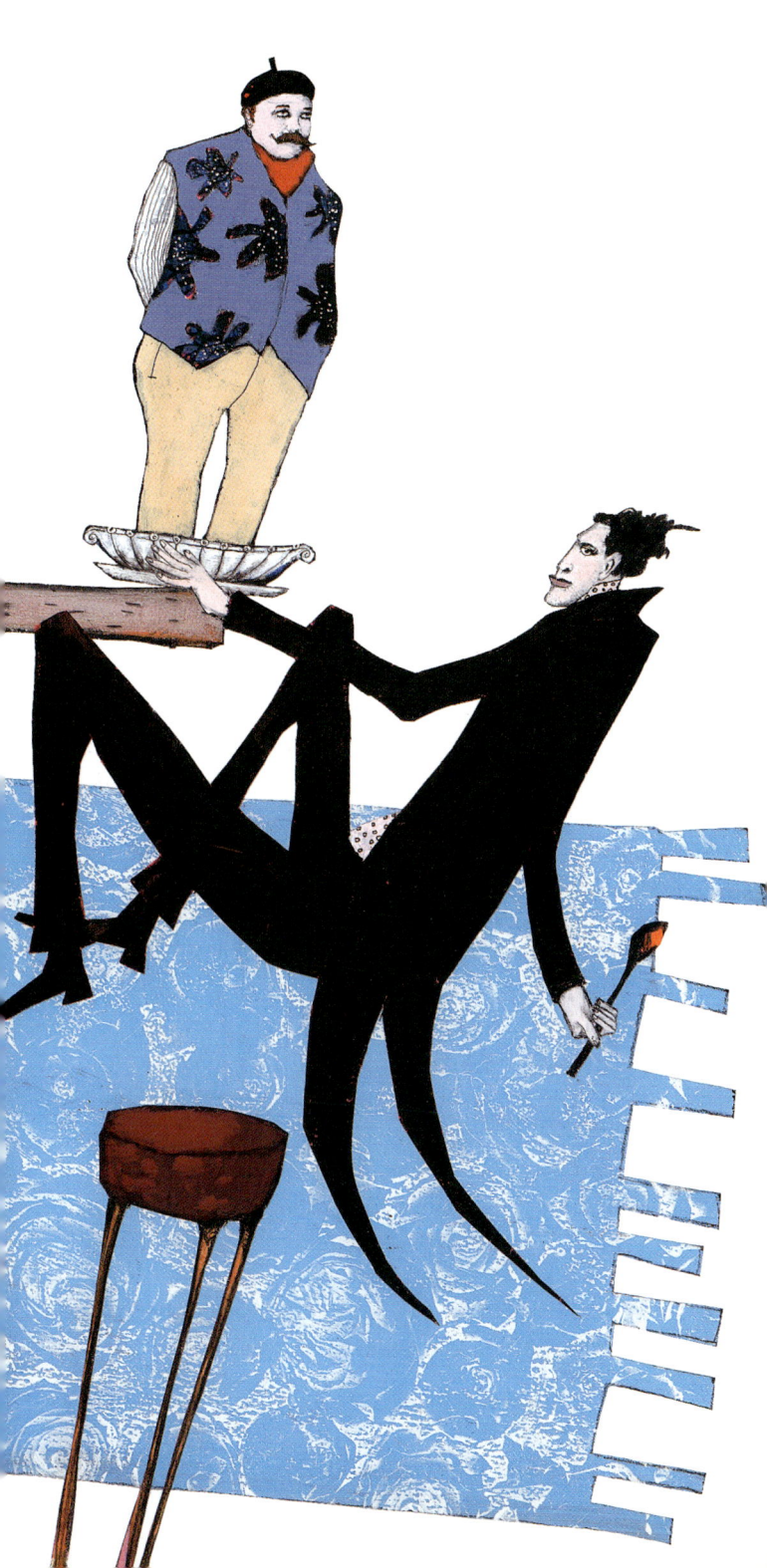

weiblichen Körperfunktionen besonders wichtig. Und manches spricht dafür, dass Frauen unter anderem deshalb länger leben, weil sie mehr Fett an Hüften, Gesäß und Oberschenkeln «anlegen».

Die gesundheitsbedenklichen Fettzellen sitzen am Oberkörper und im Bauchinnenraum. Man bezeichnet dies als das «abdominale» und «viszerale» Fett. Vor allem jenes im Bauchinnenraum besteht aus besonders großen weißen Fettzellen und besticht durch besonders hohe Stoffwechselaktivität bzw. durch schnelle Stör- und Erregbarkeit gegenüber Stresshormonen. Bei entsprechender Reizung werden große Mengen von «freien Fettsäuren» in horrender Geschwindigkeit aus dem Inneren an das Blut abgegeben und gelangen von dort zur Leber. Hier können sie massive Störungen der Stoffwechselaktivitäten auslösen. Neben Stress fördern wenig Bewegung, übermäßiger Alkoholkonsum und Rauchen den Fettansatz vom Apfeltyp.

Ungewisse Krankheitsursachen

Im Einzelfall lässt sich kaum herausfinden, ob es am Übergewicht selbst liegt, wenn jemand von einer lebensbedrohlichen Herzkrankheit betroffen ist, oder ob ein Lebensstil daran schuld ist, der typischerweise mit der Entwicklung von Übergewicht einhergeht. Bei den meisten Menschen stehen hinter dem Dickwerden jahrzehntelange Bewegungsarmut und unsinnige Ernährung. Bei vielen kommt noch der berühmte psychosoziale Stress hinzu. All das zusammen kann möglicherweise die Ursache für den erhöhten Blutdruck, die erhöhten Blutfettwerte und die Störungen des Zuckerstoffwechsels sein.

Für gewisse Erkrankungen mag Übergewicht durchaus als Ursache fungieren, bei anderen Krankheiten hat es jedoch keinen Einfluss, und bei manchen wiederum kann Übergewicht sogar einen gewissen Schutzeffekt ausüben. Folglich kommt es entscheidend auf die Summe aller positiven und negativen Effekte an, die Übergewicht beeinflusst. Zur Klärung dieser Frage betrachtet man üblicherweise die «Gesamtsterblichkeit». Ganz entscheidend ist natürlich auch die Frage, ob ein beispielsweise bei älteren Männern gefundener Einfluss in gleicher Weise auch für ältere Frauen oder für jüngere Menschen zutrifft. Schließlich ist es zu berücksichtigen, wie es mit der Fitness der Übergewichtigen steht und ob ihre körperliche Verfassung das Risiko für Erkrankungen oder für die Sterblichkeit entscheidend beeinflusst (siehe Kapitel 14).

Übergewicht und Sterblichkeit

Am ehesten lässt sich heute ein Zusammenhang zwischen Übergewicht und Diabetes bzw. Herz-Kreislauf-Erkrankungen belegen. Doch nicht einmal diese Belege sind eindeutig. Zwar erhöht sich bei Männern mit steigendem Übergewicht das Risiko für Diabetes. Bei Frauen ist dieser Zusammenhang jedoch wesentlich schwächer ausgeprägt. Längst nicht alle Diabetiker sind dick, und nicht alle Dicken werden Diabetiker. Besonders verwirrend ist in diesem Zusammenhang: Schlanke Diabetiker oder solche, die abgenommen haben, zeigen nicht übereinstimmend bessere, sondern in manchen Untersuchungen sogar schlechtere Aussichten bezüglich Krankheitsverlauf und Sterblichkeit.

Einseitige Wahrnehmung der «Fachleute»

Häufig werden als Begründung für eine Therapie von Übergewicht bei gesunden, aber dicken Menschen wissenschaftliche Arbeiten zitiert, die schon bei leichtem Übergewicht ein dramatisches Krankheitsrisiko erbracht hatten. So wird von einigen Vertretern der Fachgesellschaften für Ernährung bzw. für Adipositas-Behandlung seit einigen Jahren vor allem eine Untersuchung als entscheidender «Beleg» für das «enorme Gesundheitsrisiko durch Übergewicht» herangezogen: die «Nurses-Studie», eine wissenschaftliche Arbeit, die an über hunderttausend amerikanischen Krankenschwestern durchgeführt wird. Diese Studie hatte bereits bei einem BMI von 25 bis 26,9 eine 1,3fach erhöhte Sterblichkeit, und bei deutlicher Adipositas (BMI größer als 32) sogar eine 2,2fach erhöhte Sterblichkeit erbracht. Diesen «Fachleuten» dienen die Ergebnisse der «Nurses-Studie» als wichtigste Leitlinie für alle ihre Patienten, also auch für Männer, und natürlich ganz unterschiedlos für alle jungen und alten Menschen.

Leichtes Übergewicht ist nicht dramatisch

In der Tat existieren Dutzende vergleichbarer Studien auf der Welt, die zum Teil ganz andere und vor allem wesentlich weniger bedrohliche Ergebnisse erbracht haben. Fasst man sie zusammen, ergibt sich das absolut *niedrigste* Sterberisiko für Männer im Bereich von BMI 23 bis 28. Erst ab BMI 31 steigt das Sterberisiko merklich an. Anderseits ist mit einem BMI von weniger als 23 ebenfalls ein merklich erhöhtes und mit einem superschlanken BMI von 19 sogar ein vergleichbar hohes Sterberisiko erreicht, wie es ein Übergewichtiger mit einem BMI von 31 trägt! Das heißt: Männer mit einem BMI von 26, 27 oder 28 werden von gewissen «Fachgesellschaften» heute zwar per Definition als «krank» oder «therapiebedürftig» erklärt, haben aber sachlich gesehen das absolut *niedrigste* Sterblichkeitsrisiko und stehen womöglich stabiler im Leben als ihre schlankeren, angeblich «gesünderen» Geschlechtsgenossen.

Bei Frauen war in der Mehrheit aller Untersuchungen überhaupt *kein* Zusammenhang zwischen Übergewicht und Sterblichkeit nachweisbar. Egal, ob dicker oder dünner, im BMI-Bereich von 18 bis 38, das heißt von «extrem schlank» bis «extrem dick», konnte kein eindeutiger Anstieg der Sterblichkeit bei Frauen festgestellt werden!

Neue Studien sind hinzugekommen, die den Zusammenhang auch bei älteren Damen und Herren untersucht haben. Und es zeigt sich, dass gerade mit Anstieg des Alters ein etwas höherer BMI nicht mit weniger Gesundheit einhergeht als beim angeblich «normalen» bzw. «gesunden» BMI von 20 bis 25. So sind BMI-Werte zwischen 29 und 32 bei Älteren mit der niedrigsten Sterblichkeit verbunden. Ein langsam mit dem Alter ansteigendes Körpergewicht scheint immer mit der stabilsten Gesundheit verbunden zu sein. Und schließlich weiß man jetzt auf Grund groß angelegter Untersuchungen, dass es ganz entscheidend auf die Fitness ankommt, ob Übergewicht als gravierendes Gesundheitsproblem einzuschätzen ist (siehe Kapitel 13).

Mit Propaganda krank gemacht

Wie viele Patienten verspüren seit langem einen erheblichen «Leidensdruck», nicht etwa, weil sie mit ihrem Gewicht unzufrieden wären, sondern weil sie täglich mit falschen Gesundheitsidealen verrückt gemacht werden! Wie viele so irregeleitete Damen und Herren mit einem BMI von 26, 27 oder 28 mühen sich schon durch die x-te Diät und schlucken «dauerhaft» schlankmachende Flüssignahrung und Pillen? Diese Menschen hat man mit unverantwortlicher Propaganda aus dem Gleichgewicht gebracht und möglicherweise sogar krank gemacht.

Was daraus folgt

- Mäßiges Übergewicht führt nicht zu erhöhter Sterblichkeit.

- Mit höherem Alter steigt auch das gesundheitlich tolerierbare «Übergewicht».

- Es gibt keine Möglichkeit, individuell den «idealen» oder «gesunden» BMI-Bereich anzugeben.

- Mit steigender Fitness steigt das tolerierbare «Übergewicht».

- Hinter den derzeit propagierten, pauschal deklarierten Gewichtsnormen stehen eher kommerzielle als medizinische Gründe.

KAPITEL 13

Dick, aber fit und gesund

Man muss also gar nicht erst versuchen, das Unmögliche möglich zu machen, nämlich abzunehmen, um seine erhöhten Gesundheitsrisiken zu bekämpfen. Nach neuesten Forschungsergebnissen schützt man die Gesundheit weit effektiver, wenn man als Übergewichtiger seinen Körper fit hält. Dazu ist es allerdings nötig, sich täglich bzw. mindestens fünfmal in der Woche mit Hilfe von körperlichen Aktivitäten in Schwung zu versetzen. Der gesunde Effekt stellt sich dann selbst mit so angenehmen Tätigkeiten wie Spazierengehen, Wandern und Arbeiten im Garten ein. Allerdings dürfen diese Aktivitäten nicht zu gemächlich ausfallen: Herz- und Kreislauf sollen spürbar zu arbeiten haben, sonst ergibt sich kein Trainingseffekt (siehe Kapitel 15).

Bewegung senkt Risikofaktoren

Allgemein gesagt ist regelmäßiges Muskeltraining notwendig, um einen gesunden Zucker- und Fettstoffwechsel und die normale Blutdruckregulation zu erhalten. Je weniger man seine Muskeln trainiert, desto wahrscheinlicher bildet sich die gefürchtete Insulinresistenz aus.

Der Teufelskreis dieser Insulinunempfindlichkeit der Zellen führt zum so genannten «Metabolischen Syndrom», was einen gestörten Zucker- und Fettstoffwechsel zur Folge hat und die Blutgefäße direkt schädig und damit Arteriosklerose auslöst. Gleichzeitig erhöht dies auch die Thrombosegefahr, sodass ein Herz- oder Hirn-

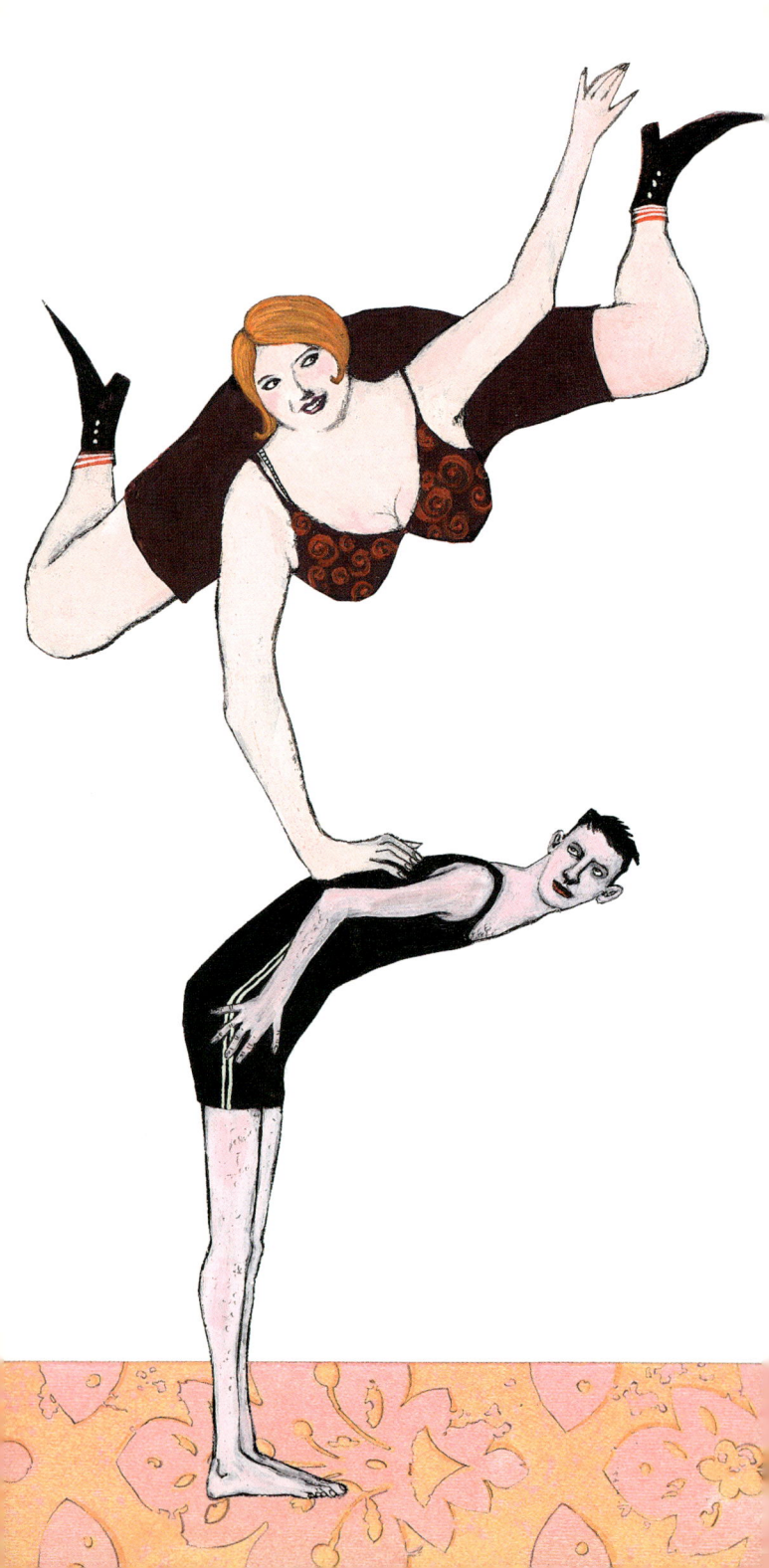

infarkt droht. Alles spricht also für den vorbeugenden Effekt von Bewegung. Sie hilft noch dazu den Ärger des Tages abbauen, genauer gesagt die Stresshormone, die unter anderem auch für einen erhöhten Blutfettspiegel verantwortlich sind. Sie sorgt über eine Anhebung des «Gute-Laune»-Hormons Serotonin für mehr Wohlbefinden. Sie steigert auch den Stoffwechsel der Zellen, stärkt das Immunsystem und hellt das seelische Befinden auf. Mit lebenslanger, regelmäßiger körperlicher Aktivität kann man dem Anstieg der klassischen Risikofaktoren – zum Beispiel die Blutfett- und Blutdruckwerte oder die Gerinnnungsneigung des Blutes – vorbeugen.

Haben sich bei Bewegungsmuffeln diese Störungen im Körper erst einmal etabliert, kann Sport als «Therapeutikum» leider nicht mehr alles, aber doch relativ viel wieder «gut machen». Und so lautet die wirklich gute Nachricht für alle Übergewichtigen: Die «fit Gemachten» unter ihnen vereinigen weniger Risikofaktoren auf sich als unfitte Schlanke, allerdings in einer klaren Abhängigkeit von Dosis und Wirkung: Je intensiver jemand trainiert, desto niedriger sind seine Risikofaktoren.

Fitness senkt die Sterblichkeit

Anderseits – was sind schon Risikofaktoren? Entscheidend ist neben dem subjektiven Wohlbefinden vor allem die Frage nach einer Beeinflussung von echten Krankheiten bzw. Sterblichkeit. Eine schier unübersehbar große Menge von wissenschaftlichen Untersuchungen zeigt übereinstimmend, dass Sport bzw. andere körperliche Aktivitäten einen geradezu dramatischen Effekt ausüben. So wird zum Beispiel das Auftreten von Herz-Kreislauf-Krankheiten offenbar umso mehr zurückgedrängt, je intensiver ein Mensch seine Körperfunktionen trainiert. Das Risiko sinkt auch in anderen Krankheitsbereichen, sodass sich die Sterblichkeit für alle Todesursachen zusammen genommen bei den Bewegungsaktiven ebenfalls deutlich vermindert.

Die Sterblichkeit geht übrigens mit körperlicher Aktivität überhaupt ganz unabhängig davon zurück, ob jemand Übergewicht hat oder nicht! Wer es als Übergewichtiger schafft, sich regelmäßigen körperlichen Anstrengungen zu unterziehen, hat ein vergleichbar niedriges Risiko, wie jemand ohne Übergewicht! Und das gilt für Junge wie für Alte. Ja, neue Studien belegen sogar, dass fitte Dicke eine niedrigere Sterblichkeit haben als untrainierte, schlappe Schlanke!

Was daraus folgt

- Wenn sich Übergewichtige regelmäßig körperlich bewegen, sinken ihre Risikofaktoren auch dann, wenn sie nicht abgenommen haben.

- Selbst bei deutlich Übergewichtigen geht durch körperliche Aktivität die Herz-Kreislauf-Sterblichkeit wie auch die Gesamtmortalität auf ein Maß zurück, wie es bei Schlanken vorgefunden wird.

- Fitte Dicke sind gesünder als untrainierte Schlanke.

- Die Ursache für ein erhöhtes Krankheitsrisiko bei Übergewicht ist folglich dem inaktiven Lebensstil zuzuschreiben, der häufig mit Übergewicht einhergeht.

- Das wichtigste Ziel der Adipositas-Therapie muss die Aktivierung der Übergewichtigen sein, nicht das Abnehmen.

KAPITEL 14

ABNEHMEN — UND SCHNELLER STERBEN?

Ein Leben lang schlank oder normalgewichtig sein, aber nicht zu schlank und nicht zu dick – das ist eine gute Voraussetzung für möglichst «gesundes» Altwerden. Deshalb wird allen Übergewichtigen gerade der (falsche) Umkehrschluss nahe gelegt, nämlich dringend abzunehmen! Tatsache ist, dass Übergewichtige bei einer Gewichtsabnahme erhöhte Cholesterin-, Triglycerid-, Blutdruck- und Nüchtern-Blutzuckerwerte usw. wieder ins Lot bekommen. Das ist ja auch die Begründung und Rechtfertigung für die so genannte «Adipositas-Therapie»: Alle Übergewichtigen würden demnach vom Abnehmen profitieren.

Aber ist man wirklich deshalb schon gesünder, wenn abnorm hohe Blutwerte sich in den Bereich der Norm reduzieren oder wenn diese Risikofaktoren sich zumindest weniger ausgeprägt darstellen? Rechtfertigt das allein schon, abnehmen als gesundheitsfördernd zu bezeichnen, ohne nach Befindlichkeit und Lebensqualität zu fragen? Bei jedem Pillchen erkundigt man sich normalerweise nach Nebenwirkungen und Risiken – warum nicht bei der mühsamen «Abspeck-Therapie»? Die Risiken einer Therapie eröffnen sich oft erst nach Jahren der Anwendung, nachdem viele Hunderttausend Menschen sich ihr unterzogen haben. Immer wieder konnten erst nach Jahren der «Therapie» dadurch ausgelöste Störungen bzw. Krankheiten oder Todesfälle als Nebenwirkung erkannt werden.

Es gibt auch keinen Zweifel daran, dass zumindest *extremes Übergewicht* für viele Betroffene ein enormes

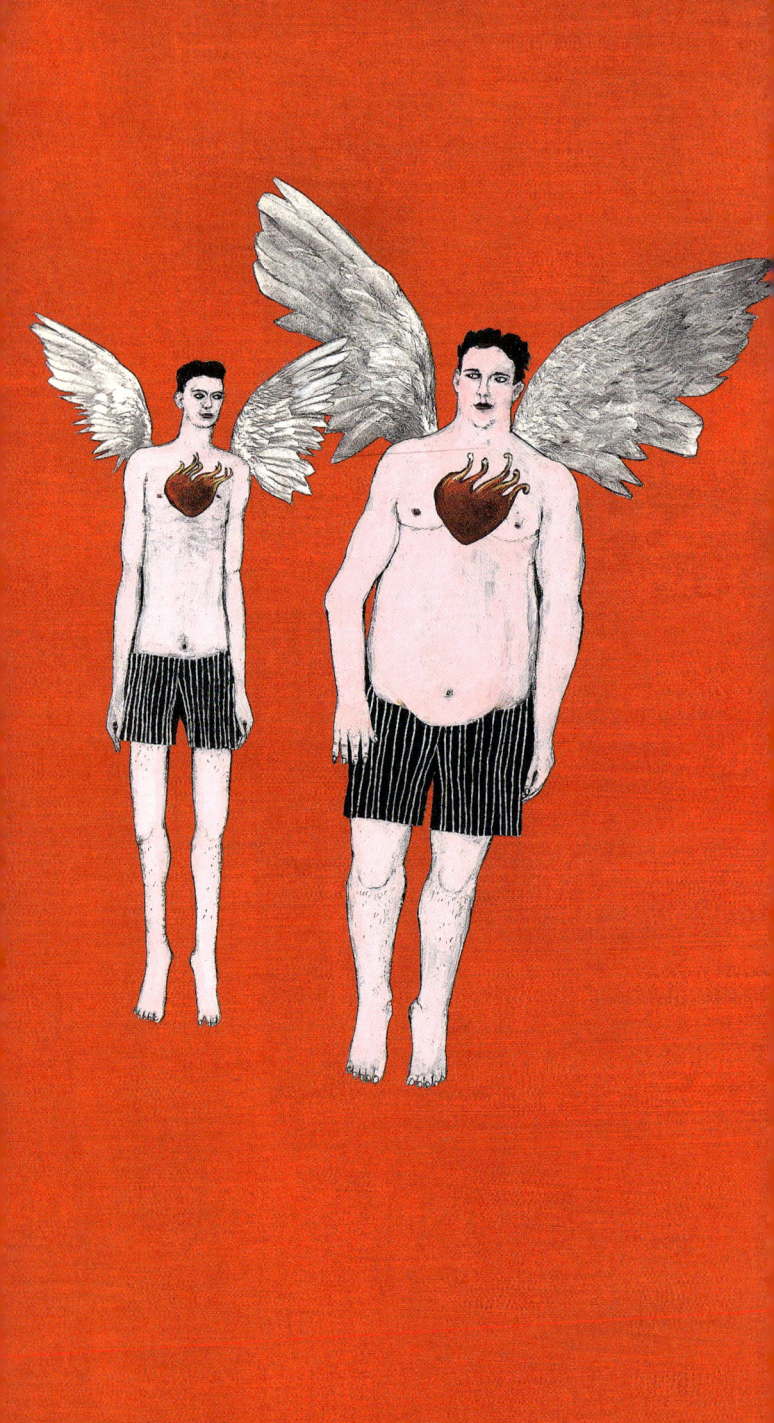

Gesundheitsrisiko darstellt. Doch was ist mit der Mehrheit der Bevölkerung, die nur 5, 10 oder 15 kg zu viel auf die Waage bringt, also leichtes oder mittleres Übergewicht aufweist? Wie können deren Risiken minimiert werden? Soll man überhaupt abnehmen –, und wenn ja, um wie viel?

Keine klinische Studie

Tatsächlich existiert bis heute nicht eine einzige klinische Therapiestudie, die bei Übergewichtigen die gesundheitlichen Folgen eines dauerhaften Abnehmens – von sagen wir 10 % des Gewichtes – verglichen hätte mit jenen gesundheitlichen Folgen, die bei Übergewichtigen auftreten, die kein Gramm abnehmen. Mangels gesicherten Wissens kann dazu also keine wissenschaftliche Aussage gemacht werden! Man kann darüber nur spekulieren und seinen Wunschvorstellungen nachhängen oder versuchen, aus den bisherigen Langzeit-Beobachtungsstudien in aller Welt vage Schlüsse ziehen. Bei diesen wurde überprüft, ob denn Menschen, die angaben, im Laufe ihres Lebens einmal oder öfter und mehr oder weniger erfolgreich abgenommen zu haben, im Durchschnitt tatsächlich von weniger Krankheiten des Herz-Kreislauf-Systems betroffen werden oder eine längere Lebenserwartung haben als solche, die nie ab- oder sogar zugenommen hatten.

Bekannte Nebenwirkungen

Einige unerwünschte Nebenwirkungen von Reduktionsdiäten sind gut dokumentiert. Beim Abnehmen kann der Verlust an Muskelmasse auch den Herzmuskel betreffen und ist dann lebensgefährlich. Bekannt ist auch das vermehrte Auftreten von Gallensteinen. Mit dem

Hungern kann eine frühzeitige Knochenentkalkung einhergehen und damit das Risiko für Osteoporose und Knochenbrüche erhöhen. Die typischerweise erhöhten Harnsäurewerte können einen Gichtanfall auslösen. Auch Störungen der Leberfunktion sowie im Wasser- und Elektrolythaushalt sind bekannt. Aus diesen Gründen wird auch immer empfohlen, radikale Abnahmeversuche nur unter ärztlicher Betreuung durchzuführen, am besten in Spezialkliniken.

Doch die Frage bleibt: Ist ein entsprechend abgespeckter Dicker genauso «gesund» wie ein Schlanker, der zeitlebens schlank gewesen ist?

Erhöhte Sterblichkeit

Nur wenige können, wie wir in früheren Kapiteln gesehen haben, über längere Zeit ein getrimmtes Gewicht halten. Um wie viel sind sie jetzt gesünder als vorher? Niemand kann dies im Einzelfall beurteilen. Wenn man allerdings anstelle der körperlichen Messwerte wie Gewichtsabnahme, Cholesterinspiegel, Blutdruck oder Blutzucker die handfeste Rate an Erkrankungen oder die Sterblichkeit bzw. die Lebenserwartung heranzieht, erscheint das Abnehmen gar nicht mehr so gesund!

In der Zwischenzeit sind in der medizinischen Literatur 29 Langzeitbeobachtungsstudien genau mit dieser Fragestellung – «tot oder lebendig» – veröffentlicht worden. Keine einzige konnte bisher einheitlich und eindeutig einen Gesundheitsvorteil für das Abnehmen im Sinne einer verringerten Sterblichkeit ausweisen. Aber 26 Studien weisen darauf hin, dass Abnehmen mit einem mehr oder minder erhöhten Risiko verbunden ist, früher das Zeitliche zu segnen!

Besonders bedenklich ist dabei, dass Abnehmen bzw. das Jojo- oder das Schaukelgewicht als typische Folge des Abnehmens mit einer deutlich erhöhten Herzinfarkt- und Diabetesrate verknüpft ist. Die Menschen sterben dann ausgerechnet an denjenigen Krankheiten, denen sie durch Abnehmen eigentlich vorbeugen wollten. Zusätzlich stellt man bei ihnen ein stark erhöhtes Risiko für Hüftfrakturen fest.

In verschiedenen Studien wurde zwischen «freiwilligem» und «unfreiwilligem» Abnehmen – als Folge von Erkrankungen – unterschieden. Auch freiwilliges Abnehmen (bzw. Schaukelgewicht) erhöht zwar nicht gemäß allen Studien, aber doch in beunruhigend vielen, trotz Senkung der Risikofaktoren sowohl die Erkrankungsrate wie auch die Sterblichkeit. So hat die neueste Untersuchung ergeben, dass gesunde, übergewichtige Männer, die über einen Zeitraum von mehr als einem Jahr ihr Gewicht reduzieren, ein um 20 bis 48 % erhöhtes Sterberisiko haben.

Die Ursachen für die festgestellte erhöhte Sterblichkeitsrate bleiben dabei ungeklärt. Klare Antworten auf diese Fragen können nur klinisch kontrollierte Studien liefern. Die bislang erste wird gerade in den USA vorbereitet. Doch gedulden Sie sich, geschätzte Leserinnen und Leser: Aussagefähige Ergebnisse sind nicht vor dem Jahr 2005 zu erwarten.

Stabiles Gewicht anstreben

Die Großzahl der bisher veröffentlichten Untersuchungen ergab, dass leichtes oder mäßiges, aber stabiles Übergewicht gesünder ist als Abnehmen bzw. Schaukelgewicht. Genauso risikoreich wie die Gewichtsabnahme scheint nur eine *drastische Gewichtszunahme* zu sein. Anderseits zeigte sich in vielen dieser Langzeitstudien, dass sogar eine mit den Jahren leichte Zunahme des Körpergewichts, auch wenn es sich dabei bereits um «Übergewicht» handelt, offenbar mit der niedrigsten Sterblichkeit einhergeht.

Eine Ausnahme in dieser Diskussion mögen Menschen mit extremem Übergewicht sein, die mit Hilfe von chirurgischen Eingriffen in den Bereich des «normalen» Übergewichts gebracht werden können und damit eine größere Überlebenswahrscheinlichkeit erreichen. Denn das mit extremer Adipositas verbundene Gesundheitsrisiko wird häufig, je nach individueller Situation, höher sein als das Risiko, das durch den Eingriff und die anderen Maßnahmen, die mit dem Abnehmen verbunden sind, entsteht.

Was daraus folgt

- In der überwiegenden Zahl wissenschaftlicher Studien wird dokumentiert, dass Abnehmen für die meisten Menschen mit gesteigertem gesundheitlichem Risiko einhergeht.

- Nach dem Abnehmen ist speziell die Herzinfarkt- bzw. die Herz-Kreislauf-Sterblichkeit erhöht.

- Stabiles Gewicht – selbst bei leichtem bis mäßigem Übergewicht – bzw. kontinuierliches geringfügiges Zunehmen im Laufe des Lebens gehen mit einem niedrigeren Risiko einher, verglichen mit Gewichtsabnahme.

Teil 4:
Mit Genuss schlank werden

KAPITEL 15

OHNE BEWEGUNG LÄUFT NICHTS

Wer etwas gegen das ständige Zunehmen unternehmen will, dem kann man nur raten: Setzen Sie den Schwerpunkt Ihrer Bemühungen dort an, wo über das Bewusstsein ein wirklicher Einfluss möglich ist: Und das ist die körperliche Aktivität. Hungern kann keinen Erfolg versprechen, da man hier in einen Bereich eingreift, der uns unbewusst, das heißt am Verstand vorbei, mit purem Instinkt über Jahrhunderttausende das Überleben ermöglicht hat. Wer dennoch versucht abzunehmen, dem werden Tag für Tag – und zwar bis zu seinem Lebensende – die Grenzen des Verstandes und die Kräfte der uns innewohnenden Natur vorgeführt.

Der Energieverbrauch ist heute durch Automatisierung und Computerisierung im Berufsleben auf ein Minimum geschrumpft. Umso mehr müssen wir deshalb versuchen, Bewegung in Alltag und Freizeit zu bringen. Wer oder was hindert uns an mehr Bewegung? Es ist natürlich zu einem guten Teil einfach unsere Bequemlichkeit. Aber der größte Bösewicht bezüglich mehr Freizeitaktivität ist unser geliebter Fernsehempfänger. Rund vier Stunden am Tag sitzt ein Durchschnittsmensch in Deutschland vor der Flimmerkiste und verbringt so den Großteil seiner freien Stunden bewegungslos, oft auch noch knabbernd und schlürfend. Fernsehen ist, im Gegensatz zum Fettkonsum, ein eindeutiges, wissenschaftlich gesichertes, unabhängiges, ausgeprägtes und mit der Dosis wachsendes Risiko für Übergewicht. Auch wenn es erfahrungsgemäß schwer ist, Übergewichtige zu Bewegungsaktivität zu verhelfen, so ist es doch bedeutend leichter, als Dicke zu dauerhaftem Abnehmen zu bringen! Dazu werden dringend «Bewegungsberater» benötigt, wenn möglich pädagogisch geschulte Profis, die bei übergewichtigen Menschen Freude an der Bewegung auslösen können. Leider gibt es viel zu wenige gute Angebote in diesem Bereich der Lebenshilfe.

Bewegung bremst das Zunehmen

Gleichgültig, wie schlank oder dick jemand ist, das Nicht-Zunehmen muss aus gesundheitlicher Sicht das wichtigste Ziel sein – und nicht das Abnehmen. Statt quälendem Versagen sollte man sich besser der Steigerung der Körperbewegung aus drei zwingenden Gründen zuwenden: zum einen, weil regelmäßige körperliche Anstrengungen die Veraussetzung sind, um das Fett in der Kost maximal zu verbrennen; zum zweiten wegen des damit erhöhten Energieverbrauchs, und zum dritten, weil dieser erhöhte Energieverbrauch wohl erforderlich ist, um die Signale der Hunger-Sättigungs-Regulation zu verstärken. Nur unter dieser Voraussetzung haben wir offenbar eine Chance, gegen die Herrschaft der zahlreichen Außenreize in unserem geplagten Leben anzukommen. Um dieses Ziel zu erreichen, ist ein Mindestmaß an körperlicher Betätigung notwendig. Nach neuen Berechnungen sollte jeder Mensch einen Verbrauch von 11,2 kcal pro kg Körpergewicht zusätzlich zu seinem Ruhe-Kalorienumsatz pro Tag anstreben (siehe Kapitel 9).

Ganz wird man – wie bereits in Kapitel 10 besprochen, – auch mit regelmäßiger Aktivität den üblicherweise zu beobachtenden Anstieg des Körpergewichts mit dem Älterwerden nicht aufhalten können. Dafür müsste man sich nämlich von Jahr zu Jahr immer *mehr* körperlichen Aktivitäten hingeben. Eine geringfügige, stetige

Gewichtszunahme von einigen 100 g im Jahr wird bei den meisten von uns trotz relativ großer Aktivität kaum aufzuhalten sein. Eine solche geringe kontinuierliche Gewichtszunahme garantiert aber auch die stabilste Gesundheit. Möglich also, dass dieses moderate Zunehmen als «normal» betrachtet werden kann.

Auch die Phantasie des Einzelnen ist natürlich gefordert. Jede und jeder kann versuchen, im Rahmen des Möglichen so viel Energie wie möglich zu «verschwenden». Nicht das Essen, sondern mangelnde körperliche Aktivität ist der wichtigste Risikofaktor für Übergewicht. Und da Fernsehen die wichtigste Ursache für unsere Bewegungsarmut in der Freizeit ist, sollten Personen, die sich ihrer Gewichtsprobleme ernsthaft entledigen wollen, als erste und wichtigste Aktion ihr Fernsehgerät entsorgen.

Bewegung hält gesund und macht Freude

Wie wir in Kapitel 9 und 13 erfahren haben, ist körperliche Aktivität in der Regel unerlässlich, um gesund zu bleiben. Das gilt auch oder gerade für Übergewichtige: Trainierte Dicke weisen weniger Risikofaktoren auf als nicht-fitte Schlanke. Und je intensiver sie trainieren, desto mehr Risikofaktoren werden ausgeschaltet.

Auch wenn Dicke übergewichtig bleiben, jedoch ihren Körper in Schwung bringen und trainieren, haben sie eine vergleichbare bzw. sogar eine niedrigere Sterblichkeitsrate als trainingsabstinente Schlanke. Ihr Gesundheitsslogan heißt also von nun an: «Besser dick und fit als schlank und schlapp!»

All dies gilt für junge Menschen ebenso wie für Ältere und Alte. Man muss folglich gar nicht versuchen, das Unmögliche möglich zu machen, nämlich abzunehmen, um seine erhöhten Gesundheitsrisiken zu bekämpfen. Nötig ist allerdings, sich täglich genügend körperlich zu bewegen. Ein deutlich gemindertes Risiko ist selbst mit so angenehmen Beschäftigungen wie Spazierengehen, Wandern und Gartenarbeit erreichbar.

Es fällt vielen Übergewichtigen sehr schwer, ihre Körpermasse in sportliche Schwingungen zu versetzen. Außerdem schämen sich bekanntlich viele ihrer äußeren Gestalt oder ihrer Unbeholfenheit. Übergewichtige müssen solche Belastungen, etwa längeres flottes Gehen, erst langsam trainieren. Wer das einige Wochen macht und dabei kontinuierlich die Dauer oder die Intensität leicht steigert, wird den Erfolg bald in Form einer besseren Kondition spüren, das heißt konkret weniger Atemnot empfinden. Jede Art von körperlicher Aktivität zählt, es müssen nicht die momentan so beliebten Ausdauersportarten «Jogging» und «Biking» sein. Ausgreifendes Gehen (neudeutsch: *Walking*) ist genauso sinnvoll. Hauptsache, es bereitet Freude. Nur solche Aktivitäten werden auf Dauer fortgeführt werden. Allerdings sollten auch Übungen zur Steigerung der Muskelkraft einbezogen werden. Selbst die Arbeit in Haushalt und Garten kann ein erstklassiges Krafttraining sein. Niemand braucht sich High-Tech-Geräte zu besorgen.

Was daraus folgt

- Bei täglicher körperlicher Anstrengung kann die Fettverbrennung immer maximal anspringen.

- Tägliche körperliche Aktivität hilft, die Hunger-Sättigungs-Regulation genau einzustellen.

- Körperliche Aktivität kostet Kalorien und verhindert oder bremst das Zunehmen.

KAPITEL 16

Essen wie die Schlanken

Nachdem wir nun wissen, dass dauerhaftes Abnehmen aus biologischen Gründen bei den meisten Menschen nicht funktionieren kann und dass diätetische Abspeckversuche sogar mit erheblichen Gesundheitsrisiken bzw. mit einer erhöhten Sterblichkeit einhergehen, ist es höchste Zeit zum Umdenken!

Das neue Ziel heißt «Nicht mehr zunehmen»! Das ist schwer genug unter den heutigen Lebensverhältnissen. Aber es bestehen wesentlich bessere Aussichten, dies annähernd zu erreichen. Doch wie soll man es schaffen, nicht mehr zuzunehmen? Mit Diät- und Light-Produkten, mit Kalorienzählen oder regelmäßigen Fastenkuren? Diese Ansätze sind bekanntlich hoffnungslos gescheitert. Es bietet sich deshalb an, einmal etwas ganz anderes zu versuchen: Man nehme sich das Essverhalten der Schlanken zum Vorbild. Irgendetwas scheinen sie ja offensichtlich richtig zu machen.

Die Schlanken zeigen in der Tat andere Verhaltensmuster. Wer genau beobachtet, kann allerdings zwei grundsätzlich unterschiedliche Typen unterscheiden: die «Natürlich-Schlanken» und die «Gequält» bzw. «Kontrolliert-Schlanken».

Natürlich-Schlanke

Die Natürlich-Schlanken genießen alles von Herzen und bleiben einfach schlank, ohne überhaupt zu wissen warum. Niemand weiß so wenig über Kalorien und Nährstoffe Bescheid wie sie. Natürlich-Schlanke wissen auch nichts über «gesunde Ernährung». Solche Nebensächlichkeiten beschäftigen sie einfach nicht. Sie bleiben schlank ohne Nachdenken, ohne Mühe, ohne Entsagung. Nicht einmal Pudel'sche «Fettaugen» zählen sie. Es interessiert sie nicht, *was* in den Speisen enthalten ist, sondern alleine, *wie* es schmeckt. Begriffe wie «Cholesteringehalt» oder «Ballaststoffgehalt» sind Ihnen eher fremd. Um Süßstoffe und Light-Produkte machen sie einen Bogen. Sie essen zuckersüße Candybars und Fastfood mit der gleichen Begeisterung wie knackige Salate, süße Sahnetorten wie fette Würste, Knäckebrot wie geräucherten Aal. Das Einzige, was bei ihnen zählt, ist die Frage, ob sie *darauf* gerade *Lust* haben. Sie besitzen die angeborene Anti-Diät-Mentalität. Sie essen so natürlich wie kleine Kinder.

Diziplinierte Dünne

Im Gegensatz dazu arbeiten «Künstlich-Schlanke» hart an sich und an ihrer Körperlinie. Es sind sozusagen «dünne Dicke», die es nur mit verschärftem Hungern, größter Disziplin und Selbstbeherrschung zum Schlanksein bringen. Sie kontrollieren ihr Verhalten 24 Stunden am Tag, zählen auch die spärlichsten Kalorien und wiegen sich täglich. Sie kennen die «dünnen» Ernährungsregeln genauestens und pflegen eine klare Einteilung in «gesunde» und «ungesunde» bzw. «dickmachende» und «schlankmachende» Nahrungsmittel. Und sie verabscheuen disziplinlose Esser.
Künstlich-Schlanke sind die personifizierte Diätmentalität! Bei diesem Ernährungsverhalten ist das Risiko zu groß, dass bei einer Stresssituation die mühsam aufrecht erhaltene Kontrolle zusammenbricht und in ihr Gegenteil umschlägt. Außerdem birgt diese unnatürliche Ernährungsweise auch die Gefahr, in ernsthaften, das heißt krankhaften Essstörungen zu enden.

Natürliches Essverhalten wieder erlernen

Um nicht weiter zuzunehmen, sollte man die Natürlich-Schlanken einfach kopieren. Als Erstes muss man
dazu lernen, das Essen wieder so zu genießen, wie sie es
können. Alles ist jetzt erlaubt – die größten «Sünden»
und die magersten «Gesundspeisen». Man darf sich auf
alles einlassen, worauf man Lust hat. Die einzige Vorgabe ist, nur zu essen, wenn man hungrig ist, und möglichst nur so viel zu essen, bis man gesättigt ist: Dann
soll man sofort damit aufhören. Dazu muss man allerdings das natürliche Hunger- und Sättigungsgefühl erst
wieder freischaufeln und es nicht von anderen Bot-
schaften und Signalen der Umwelt übertünchen lassen.
Wenn man sich als Ziel vornimmt, nur noch das
«Wieviel» stringent zu kontrollieren, nicht mehr das
«Was», setzt dies voraus, dass man alles aus dem Kopf
räumt, was man jemals über «gesunde» und «schlank
machende» Ernährung gehört hat. Wenn man erlebt
hat, dass tatsächlich auch die verführerische Schokola-
denmousse oder die feinste Pâté zu den alltäglichsten
und reizärmsten Dingen degradiert werden, sofern man
sie immer essen darf, wächst das nötige Vertrauen, um
die alten Ernährungsregeln loslassen zu können.
Wie man es fertig bringt, das angeborene, natürliche
Essverhalten wieder zu entdecken, wird im Kapitel 17
ausgeführt. Wer diese Regeln beherzigt, wird «diätlos
glücklich», aber nicht dicker sein!

Was daraus folgt

• Wenn man essen will wie Natürlich-Schlanke,
muss man nicht die Ernährung «umstellen»,
sondern das Bewusstsein, die Einstellung zu und
den Umgang mit Essen.

KAPITEL 17

DAS BESTE GENIESSEN UND SCHLANK BLEIBEN

Wenn das Abehmen nicht funktioniert und offenbar auch noch risikoreich ist, soll man folglich in Zukunft alle tapferen Anstrengungen, an Gewicht zu verlieren, tunlichst unterlassen. Unbenommen davon müssen Übergewichtige bei vorhandenen Störungen oder Krankheiten, beispielsweise bei Diabetes mellitus, bei gravierenden Fettstoffwechselstörungen oder bei Bluthochdruck, natürlich nach dem aktuellsten Stand des ärztlichen Wissens und Könnens behandelt werden. Im Gegensatz zum Abnehmen haben verschiedene moderne Medikamente bei diesen Störungen ihren tatsächlichen Wirknachweis erbracht und die Sterblichkeit senken bzw. die Lebenserwartung verlängern können. Die modernen Cholesterin-Synthese-Hemmer zum Beispiel senken nicht nur die Blutfette, für sie ist auch eine signifikante Senkung der Herz- und Hirninfarktrate belegt. Oder bei exzessiver Adipositas ist Abnehmen mittels operativer Magenverkleinerung möglicherweise mit mehr Nutzen als Risiken versehen.

Nicht mehr zunehmen

Das neue Ziel ist definiert: Für einen Übergewichtigen gilt es noch mehr als für Normalgewichtige, jedes weitere Zunehmen möglichst zu verhindern. Ein stabiles Gewicht, als Schlanker wie als leicht oder mäßig Übergewichtiger, verspricht die beste Gesundheit. Auf dieses durchaus realistische Ziel müssen folglich alle unsere Bemühungen ausgerichtet sein, im Privatleben wie auch in der Forschung.

Die größten Probleme, ein Zunehmen zu verhindern, dürften darin bestehen, dass erstens das Essen jederzeit und überall verfügbar ist, dass es zweitens viel zu billig ist und dass drittens die heute üblichen Portionen viel zu groß sind.

«Dicke» Risikofaktoren ausschalten

Zu diesen gesellschaftlich bedingten Umweltrisiken kommen noch verschiedene individuelle Risikofaktoren, also die speziellen Umstände und Eigenarten, die einen Menschen für die Entwicklung von Übergewicht prädestinieren. Der Risikofaktor schlechthin – die *falschen* Gene – wird uns in die Wiege gelegt. Doch trotz einer entsprechenden Veranlagung muss es nicht zum Übergewicht kommen, wenn man alles andere «richtig» macht. Zu einer entsprechenden Veranlagung kommt nach den Kindertagen das *unkontrollierte Essen* hinzu, bei dem nicht Hunger, Appetit und Sättigung, sondern gesellschaftliche Regeln, Außenreize der Umwelt und Emotionen über die Nahrungsaufnahme entscheiden. Entsprechend wurde inzwischen auch das häufige Einnehmen von *Zwischenmahlzeiten* als Übergewichtsrisiko identifiziert. In neuerer Zeit erkannten Wissenschaftler schließlich auch das «Abnehmen» und das «gezügelte Essen» bzw. die «Diätmentalität» als eindeutige Risikofaktoren. Tatsache ist: Je mehr Diätversuche ein Mensch hinter sich hat und je rigider diese sind, desto größer ist sein Risiko für die Entwicklung von Essstörungen und für die immer wiederkehrende Gewichtszunahme. Hinzu kommt noch Frustration und unbewältigter Stress, der immer häufiger mit Essen, also mit oraler Befriedigung, bekämpft wird. Bei dem inzwischen häufig anzutreffenden, entwurzelten Single-Lebensstil können psychosoziale Stressfaktoren weniger effizient abgebaut und verarbeitet werden als früher in vertrauter Gemeinschaft. Und schließlich gibt es noch ein Risiko, das allerdings besonders empfehlenswert ist: das Aufgeben des Rauchens.

In der Tradition der «Risikofaktor-Medizin» wird man danach streben, möglichst alle erkannten Faktoren zu eliminieren: Da gegen die falschen Gene noch «kein Kraut» gewachsen ist, müssen wir alle anderen Möglichkeiten ausschöpfen. Allerdings wäre die Schlussfolgerung, das Rauchen nun doch nicht aufzugeben, möglicherweise mit schwerwiegenderen Konsequenzen verbunden als das höhere Gewicht beizubehalten. So bleiben als zu eliminierende Risiken neben dem Bewegungsmangel vor allem das unbewusste bzw. unkontrollierte «Fressen» sowie die unnützen und schädlichen Diäten bzw. Abnehmversuche.

Das Denken um- und die Waage wegstellen

Bevor man seine Ernährungsgewohnheiten in Frage stellt, sollte man für mehr Bewegung sorgen. Damit schafft man die Stoffwechselbasis für die schwierigere Aufgabe, wieder natürlich essen und genießen zu lernen. Dann muss die natürliche Regulierung von Hunger und Sättigung wiederentdeckt werden. Hierfür sollte man sich von herkömmlichen Denkmustern, Lernprozessen, Wissen und Halbwissen, von Statusverhalten und Emotionen befreien.

Essen wie die Kinder: Das ist die richtige Vorgabe. Unsere Kleinen essen optimal, wenn man sie nur lässt, sie orientieren sich ganz an ihrem Instinkt und horchen nur auf ihre inneren Signale. Oder essen wie die Natürlich-Schlanken – in Anlehnung an Kapitel 16: Alles bewusst und mit Lust genießen, um mit relativ wenig gesättigt und auch *befriedigt* zu sein! Die Umsetzung dieser Vorgaben ist für alle Nicht-natürlich-Schlanken und für alle Dicken, also für die Abermillionen von «Essgestörten», sicher sehr schwierig.

Wichtig zur Ausmerzung der Diätmentalität ist das Abschaffen des täglichen Wiegens. Am besten entsorgt man die unnütze Körperwaage ganz. Sie zeigt bisweilen bedrohliche Schwankungen an, die praktisch nichts über die Zu- oder Abnahme des Körperfettgehalts aussagen, höchstens etwas über den Wassergehalt des Körpers. Aber ein kleiner Ausschlag in die falsche Richtung genügt oft, um einen Übergewichtigen in neue Depressionen und Selbstvorwürfe zu stürzen. Das fördert geradezu das unnatürliche, gezügelte Essen. Und die nachfolgende Gier ist garantiert.

Das Ende jeglicher Diät

Am einfachsten dürfte die Ausschaltung des Risikofaktors *Diät* sein. Das Vorhaben, von nun an zeitlebens keine Diät mehr zu halten, um nicht noch mehr zuzunehmen, ist durchaus realisierbar. Sie, werte Leserinnen und Leser, müssen sich vor allem die Diätmentalität «aberziehen» – weg vom «gezügelten» Essen, Schluss mit allen Selbstverboten! Die wichtigste Grundvoraussetzung ist demnach eine Umstellung des Denkens und des Fühlens, nicht der «Ernährung». Besonders wichtig ist die notwendige Trennung von Emotion und Nahrungsaufnahme. Wir müssen lernen, Gefühle zuzulassen, sie nicht unter «Fressalien» zu begraben. Hören wir damit auf, den Kühlschrank als Erste-Hilfe-Schrank zu missbrauchen! Das erfordert viel Einsicht, Geduld und Verständnis für sich selbst. Rückfälle sind hierbei vorprogrammiert.

Hier sind professionelle Therapeuten gefragt, also wirkliche Psychologen und nicht etwa Ernährungsberater!

Solche Psychotherapeuten allerdings, die Ihnen neben der empfohlenen Verhaltensänderung gleichzeitig auch noch Vorstellungen von «gesunder» oder gar «schlank machender» Ernährung vermitteln wollen, werden Ihnen mehr schaden als nützen. Die Diätmentalität muss ja endgültig abgebaut und nicht von neuem gefördert werden. Machen Sie einen großen Bogen um solche Personen. Ein geeignetes Konzept ist die «Antidiät», wie sie beispielsweise von den Psychotherapeuten des *Frankfurter Zentrums für Essstörungen* seit langer Zeit mit Erfolg eingesetzt wird.

Die herkömmliche Ernährungsberatung ist deshalb eigentlich ein Risikofaktor für Übergewicht. Sie fördert unnatürliches, ungesundes Essverhalten. Dies erklärt sich einerseits aus den zum Teil wissenschaftlich unhaltbaren Inhalten der Beratung wie auch aus dem mangelnden methodischen Geschick vieler Beraterinnen und Berater. Ernährungsgebote, -verbote, -regeln und spezifische Empfehlungen bauen bei den Ratsuchenden einen enormen Druck in Richtung von Kontrollmaßnahmen auf. Das treibt Menschen förmlich in die Diätmentalität und zu gezügeltem Essverhalten. Kommt seelisches Ungleichgewicht hinzu, nur schon ein klein wenig Stress, bricht das ganze Kontrollsystem zusammen. Betroffene stopfen dann oft blindwütig Essen in sich hinein und verschlingen alles, was gerade greifbar ist. Wer unter nachhaltigen Essstörungen leidet, sollte besser die Beratung eines professionellen Verhaltenstherapeuten in Anspruch nehmen, der das Anti-Diät-Konzept vertritt.

Die «Diätlos-glücklich»-Regeln

Um wie Natürlich-Schlanke zu essen, werden von jetzt an sämtliche Nahrungsverbote abgeschafft. *Sich sättigen, ohne sich zu überessen, und eine Nahrung auszu-*

wählen, die Befriedigung hinterlässt – so lautet die Zauberformel. Diese ist allerdings nur umsetzbar bei einer konsequenten Rückbesinnung auf natürliches Essverhalten. Und es wird nur funktionieren, wenn Sie wieder lernen, ganz bewusst zu genießen.

Vertrauen Sie ganz Ihrem Körper, denn dieser weiß, wann er etwas zu essen benötigt und womit er sich am wohlsten fühlt. Er weiß es zumindest garantiert besser als die Ernährungsberaterin um die Ecke, die aus Lehrbüchern entnimmt, was ihr Körper angeblich benötigt. Unter diesen Voraussetzungen darf sich ihr Organismus von nun an nehmen, *was* er will und *wann* er es will. Lernen Sie, sich ausschließlich auf *seine* Signale zu konzentrieren. Legen Sie Ihre Zweifel ab, denn bei genügender körperlicher Betätigung und bei Ausschaltung der Außenreize regeln Hunger und Sättigung sehr genau den Energie- und Nährstoffbedarf, wenn eine entsprechende Nahrungsauswahl zur Verfügung steht.

- Von nun an gibt es keine «Dickmacher» mehr – alles ist erlaubt.
- Erstellen Sie eine Liste Ihrer liebsten Nahrungsmittel und Ihrer Lieblingsspeisen und kaufen Sie nur, was Sie sich sonst ganz ausnahmsweise «zur Belohnung» gegönnt hatten.
- Füllen Sie ihre Vorratskammern reichlich mit all den Produkten auf, die Sie besonders mögen – was auch immer Ihr Herz begehrt.
- Essen Sie konsequent immer nur das, worauf sie gerade Appetit haben.
- Essen Sie konsequent nur, was Ihnen wirklich schmeckt. Falls es Ihnen nicht zusagt, dann lassen Sie es stehen.

Wenn von nun an alles, was Sie sonst nie essen durften, auf den Tisch kommt, werden Sie mit einem Mal entdecken, wie die Attraktion dieser früher «verbotenen» Nahrungsmittel ab- und jene anderer Nahrungsmittel zunimmt, sogar von solchen, die zuvor vielleicht weit unten auf der Liste Ihrer bevorzugten Speisen standen. Plötzlich werden Sie möglicherweise sogar Obst und Gemüse, mit denen man Sie bisher jagen konnte, als «göttlich» empfinden. Entscheidend ist, dass Sie auf diese Weise nach jedem Essen *befriedigt* sind. Denn gesättigt allein genügt nicht, wie Sie nun hinlänglich wissen.

Haben Sie Angst, sich nicht beherrschen zu können und sich täglich mit Süßem zu «überfressen»? Dann gehen Sie doch auf einen «Schokoladen-» oder «Eiscreme-Trip»! Verschlingen Sie Ihren Tafelberg – auch am nächsten Tag und am übernächsten! Testen Sie einmal, wie lange es dauert, bis Sie die geliebte Schokolade weder sehen noch riechen können. Wenn Sie tief in Ihrem Innern sicher sind, dass Schokolade immer vorhanden ist, falls Sie Lust darauf haben, und wenn Sie wissen, dass Sie diese auch immer mit gutem Gewissen essen dürfen, wird es nicht lange dauern, bis Ihnen diese Schleckerei nicht mehr als besonders begehrenswert erscheint. Erst wenn Sie eine innere «Schokoladenruhe» verspüren, wenn Sie mit den süßen Tafeln «normal» umgehen können, ganz wie mit einem der vielen anderen Lebensmittel im bunten Angebot des Marktes, sind Sie ihr Schokoladentrauma los. Erst dann werden Sie anfangen, Süßes wie ein Natürlich-Schlanker zu essen.

Das bewusste Abfragen des Hungers und der Sättigung während des Essens ist besonders wichtig. Denken Sie daran: Natürlich-Schlanke hören mit dem Essen auf, sobald sie satt sind, gleichgültig wie viel noch auf dem Teller liegt. Essgestörte spüren hingegen keine Sättigung, denn sie konzentrieren sich auf alles Mögliche, nur nicht auf den Geschmack und das Aroma des Essens, geschweige denn auf den Sättigungspunkt.

Wenn Sie gar kein Sättigungssignal für sich wahrnehmen, besteht der begründete Verdacht, dass es gerade von anderen Reizen übertönt wird oder wurde. Lernen Sie also, in sich hineinzuhorchen: Wie bekommt Ihnen das Essen? Welche Gefühle löst es aus, und wie viel möchte der Körper davon haben?

Berücksichtigen Sie das regulierende Element der Geselligkeit und Unterhaltung beim Essen. Im Kreis von und im Gespräch mit Mitmenschen wird man im Allgemeinen vor allzu großer Maßlosigkeit geschützt. Und über das gemeinsame Mahl werden unsere sozialisierten Bedürfnisse nach Zuwendung und Akzeptanz befriedigt.

Schalten Sie das Fernsehgerät beim Essen aus (am besten entfernen Sie es ganz aus Ihrer Wohnung). Dieser Kasten im Esszimmer verdrängt die gesellige Unterhaltung beim Essen, und an Stelle von genießerischem Schwelgen verschlingt man Bilder und Informationen. Fernsehen beim Essen hemmt die Wahrnehmung von Sättigungssignalen gewaltig.

Hören Sie von nun an so wenig wie möglich auf gute Ernährungsratschläge. Die Befolgung der von außen aufgezwungenen Ernährungsregeln bringt nur Unruhe in Ihren eigenen Rhythmus von Lust- und Unlustempfinden. Horchen Sie stattdessen lieber in Ihren eigenen Körper hinein.

Zum Schluss noch ein ganz wichtiges Gesundheits- und Schlankheitsrezept: Die Nahrungsmittel müssen immer qualitativ hervorragend sein. Am besten wählen Sie auch entsprechend teures Essen. Nehmen Sie immer nur das Beste, das Sie sich gerade noch leisten können. Die Ausgaben für Ihre Ernährung sollen richtig wehtun. Der Geldbeutel soll bei Ihren Essenseinkäufen regelrecht «bluten». Wer tief in den Geldbeutel greifen muss, wird sich dreimal überlegen, ob er sich ständig und weit über die Sättigung hinaus voll fressen will. Wer kräftig hinblättert, wird zögern zu essen, wenn er gar nicht hungrig ist. Das alte Wort von der «Klasse statt Masse» ist weise. Das Schlankheitsmotto für die Zukunft lautet deshalb: *Nur das Beste ist gerade gut genug!* Damit unterstützen Sie nicht nur Ihre schlanke Linie, sondern auch die Landwirte. Die Lebensmittelproduzenten und Gastronomen könnten zeigen, zu welcher Qualität sie im Grunde genommen fähig sind, wenn diese endlich wieder honoriert wird.

Und was ist mit der «gesunden Ernährung»? Diese verwirklichen Sie ganz automatisch, ohne überhaupt nachzudenken, wenn Sie die eine, die goldene, die salomonische Regel der Ernährung befolgen: *vielfältig, ausgewogen und mäßig!*

Falls man ein Modell für gesunde und genussreiche Ernährung sucht, so bietet sich als Erstes die mediterrane Küche an. Vor allem in Italien und in Frankreich ist das wichtigste Kriterium die frische, abwechslungsreiche, qualitätsvolle und perfekt zubereitete Kost. Man genießt dort alles, was gut schmeckt – und immer mit gutem Gewissen. Statt sich mit teuren Diätkursen das Leben zu verkürzen, besuchen Sie lieber einen Kochkurs, am besten in Italien oder in Frankreich bei einem Spitzenkoch oder bei einer Großmutter. Liebe und Muße zum Einkaufen, Kochen und Essen – das kann man nirgendwo besser erleben und erlernen als in Europas Süden.

Täglich essen und trinken mit höchstem Genuss – das stillt nicht nur den Hunger auf äußerst befriedigende Weise, es deckt auch die Wünsche nach sinnlichen Erlebnissen und ist ein Teil des Gemeinschaftslebens. Genussorientiertes, bewusstes Essen und Trinken zählt für alle Menschen zu den schönsten Lebensfreuden und gehört damit auch zu den Seiten unserer Existenz, die der Gesundheit am zuträglichsten sind. Kein Wunder, dass Essen und Trinken eine so wichtige Rolle für unser Wohlbefinden spielen. Lassen Sie es nicht mehr durch nutzlose und schädliche Diäten zerstören. Und wenn Sie nicht mehr zunehmen wollen, so versprechen Sie sich von nun an vor allem eines – *nie mehr Diät!*

Tabelle für den Body Mass Index (BMI)

	18	19	20	21	22	23	24	25	26	27	28	29	30	31	32	33	34	35	36
1,55	43	46	48	50	53	55	58	60	63	65	67	70	72	75	77	79	82	84	87
1,56	44	46	48	51	54	56	58	61	63	66	68	71	73	75	78	80	83	85	88
1,57	44	47	49	52	54	57	59	62	64	67	69	72	74	76	79	81	84	86	89
1,58	45	47	50	52	55	57	60	62	65	67	70	72	75	77	80	82	85	87	90
1,59	46	48	51	53	56	58	61	63	66	68	71	73	76	78	81	83	86	89	91
1,60	46	49	51	54	56	59	61	64	67	69	72	74	77	79	82	85	87	90	92
1,61	47	49	52	54	57	60	62	65	67	70	73	75	78	80	83	86	88	91	93
1,62	47	50	53	55	58	60	63	66	68	71	74	76	79	81	84	87	89	92	95
1,63	48	51	53	56	58	61	64	66	69	72	74	77	80	82	85	88	90	93	96
1,64	48	51	54	57	60	62	65	67	70	73	75	78	81	83	86	89	91	94	97
1,65	49	52	55	57	60	63	65	68	71	74	76	79	82	84	87	90	93	95	98
1,66	50	52	55	58	61	63	66	69	72	74	77	80	83	85	88	91	94	96	99
1,67	50	53	56	59	61	64	67	70	73	75	78	81	84	86	89	92	95	98	100
1,68	51	54	56	59	62	65	68	71	73	76	79	82	85	88	90	93	96	99	102
1,69	51	54	57	60	63	66	69	71	74	77	80	83	86	89	91	94	97	100	103
1,70	52	55	58	61	64	67	69	72	75	78	81	84	87	90	93	95	98	101	104
1,71	53	56	59	61	64	67	70	73	76	79	82	85	88	91	94	97	99	102	105
1,72	53	56	59	62	65	68	71	74	77	80	83	86	89	92	95	98	101	104	107
1,73	54	57	60	63	66	69	72	75	78	81	84	87	90	93	96	99	102	105	108
1,74	55	58	61	64	67	70	73	76	79	82	85	88	91	94	97	100	103	106	109
1,75	55	58	61	64	67	70	74	77	80	83	86	89	92	95	98	101	104	107	110
1,76	56	59	62	65	68	71	74	77	81	84	87	90	93	96	99	102	105	108	112
1,77	56	60	63	66	69	72	75	78	82	85	88	91	94	97	100	103	107	110	113
1,78	57	60	63	67	70	73	76	79	82	86	89	92	95	98	101	105	108	111	114
1,79	58	61	64	67	71	74	77	80	83	87	90	93	96	99	103	106	109	112	115
1,80	58	62	65	68	71	75	78	81	84	88	91	94	97	100	104	107	110	113	117
1,81	59	62	66	69	72	75	79	82	85	89	92	95	98	102	105	108	111	115	118
1,82	60	63	66	70	73	76	80	83	86	89	93	96	99	103	106	109	113	116	119
1,83	60	64	67	70	74	77	80	84	87	90	94	97	101	104	107	111	114	117	121
1,84	61	64	68	71	75	78	81	85	88	91	95	98	102	105	108	112	115	119	122
1,85	62	65	69	72	75	79	82	86	89	92	96	99	103	106	110	113	116	120	123
1,86	62	66	69	73	76	80	83	87	90	93	97	100	104	107	111	114	118	121	125
1,87	63	66	70	73	77	80	84	87	91	94	98	101	105	108	112	115	119	122	126
1,88	64	67	71	74	78	81	85	88	92	95	99	103	106	109	113	116	120	124	127
1,89	64	68	71	75	79	82	86	89	93	96	100	104	107	111	114	118	122	125	129
1,90	65	69	72	76	79	83	87	90	94	98	101	105	108	112	116	119	123	126	130
1,91	66	69	73	77	80	84	88	91	95	99	102	106	109	113	117	120	124	128	131
1,92	66	70	74	77	81	85	89	92	96	100	103	107	111	114	118	122	125	129	133
1,93	67	71	75	78	82	86	90	93	97	101	104	108	112	116	119	123	127	130	134
1,94	68	72	75	79	83	87	90	94	98	102	105	109	113	117	120	124	128	132	136
1,95	68	72	76	80	84	88	91	95	99	103	107	110	114	118	122	126	129	133	137

Wie Sie Ihren persönlichen BMI-Wert ermitteln

Suchen Sie auf der vertikalen Achse ganz links bei den fettgedruckten Zahlen mit Komma Ihre genaue Körperlänge (Beispiel: 175 cm = 1,75). Fahren Sie mit dem Finger oder mit einem Stift auf der Höhe Ihrer aufgefundenen Körperlänge horizontal nach rechts, bis Sie den Wert erreicht haben, der Ihrem Körpergewicht am ehesten entspricht (unser Beispiel: 79 kg = Position 80). Bewegen Sie nun Finger oder Stift vertikal nach oben bis zur letzten Zahlenreihe im Fettdruck. Die ermittelte Zahl entspricht Ihrem persönlichen BMI-Wert (unser Beispiel: BMI = 26).